Christian Wilhelm Echter

Energie für alle Zellen

ENERGIE für alle Zellen

Das **Vitalprogramm** für Körper, Geist und Seele

Christian Wilhelm Echter

KÖSEL

Die aufgeführten ernährungsmedizinischen Empfehlungen und sonstigen unterstützenden Maßnahmen sind keine Therapieempfehlungen. Bei ernsten Erkrankungen ersetzen sie nicht den Besuch eines fortschrittlich orientierten Arztes oder Heilpraktikers.

3. Auflage 2005

Illustrationen auf den Seiten 11, 17, 19, 22, 33, 49, 51, 55, 69, 71, 73, 102 bis 246, 251, 254, 255, 259: Wolfgang Pfau, Baldham
Druck und Bindung: Kösel, Krugzell
Umschlag: Kaselow Design, München
Umschlagmotiv: ZEFA/Creasource
ISBN-10: 3-466-34476-X
ISBN-13: 978-3-466-34476-5

Gedruckt auf umweltfreundlich hergestelltem Werkdruckpapier (säurefrei und chlorfrei gebleicht)

Inhalt

Vorwort

Das Spiel des Lebens verläuft nach bestimmten Regeln. Deshalb hat für den bewusst lebenden Menschen die Beachtung der Natur- und Lebensgesetze höchste Priorität, wenn er gesund werden und bleiben will. Denn diese Ordnungsprinzipien unterstützen wesentlich den Heilungs- und Regenerationsprozess aller Zellen. Die Natur- und Lebensgesetze sind die wahren Helfer und Förderer des Menschen, damit er mit Freude und Wohlergehen durchs Leben gehen kann. Voraussetzung ist jedoch, diese universellen Prinzipien in das persönliche Leben bewusst zu integrieren. Denn nur wenn man das Leben ganzheitlich betrachtet und sowohl körperliche, seelische, ernährungsmedizinische und zwischenmenschliche Faktoren berücksichtigt, sind Gesundheit, Glück und Wohlergehen auf Dauer möglich.

Gesundheit beginnt in der Seele und es ist faszinierend, zu erkennen, wie das Verhalten des Menschen sich in den einzelnen Zellen und Organen widerspiegelt und neben einer hochwertigen Ernährung einen intensiven Einfluss auf die Funktionsprozesse aller Körper- und Gehirnzellen hat. Dass dabei die bedingungslose Liebe und auch die Selbstliebe wesentliche energetische Stützpfeiler darstellen, steht für den bewusst lebenden Menschen außer Zweifel.

Die bedingungslose Liebe ist das höchste kosmische Lebensprinzip. Sie ist die feinste und zugleich höchste Energieform und hat die intensivste Heilkraft. »Liebe als Therapie« heißt deshalb der neue Weg bei den verschiedensten Konflikten und Zellfunktionsstörungen.

Der Körper ist das Sprachrohr der Seele. Alle Leiden, Krankheiten und Konflikte zeigen deshalb ihren Ursprung auf der körperlich-seelischen Ebene. Die Kunst des Lebens besteht also in der Vereinigung einer hochwertigen Zellernährung (Pflan-

zenheilkunde) mit einem aufbauenden seelischen Verhalten (Seelenheilkunde).
Das vorliegende Buch lässt Sie hinter die Kulissen des menschlichen Daseins blicken und die wahren Ursachen von Krankheiten, Konflikten und Lebensproblemen klar erkennen. Und es gibt Ihnen die Möglichkeit, sich von Fremdbestimmung, Blockaden und Abhängigkeiten des alten und leidfördernden Denkens und Verhaltens zu befreien. Es ist eine wertvolle Hilfe für Ihre seelische und gesundheitliche Entwicklung und lässt Sie neue und praxisnahe Wege zu einem gesunden und sinnerfüllten Leben finden.
Die Aufgabe – vor der wir alle heute im Wandel der Zeit stehen – heißt, verstärkt auf das zu achten, was wir denken, sprechen und tun. Dies bedeutet, sich selbst und anderen gegenüber ein aufbauendes Verhalten zu entwickeln und sich täglich aufs Neue darum zu bemühen. Es bedeutet auch, die Energie der Körper- und Gehirnzellen zu steigern, um in allen Bereichen des Lebens mehr Glück und Harmonie zu finden.
Ich wünsche Ihnen beim Lesen viel Freude und wertvolle Erkenntnisse für Ihren eigenen Weg.

Christian Wilhelm Echter

I
Gesundheit beginnt in der Seele

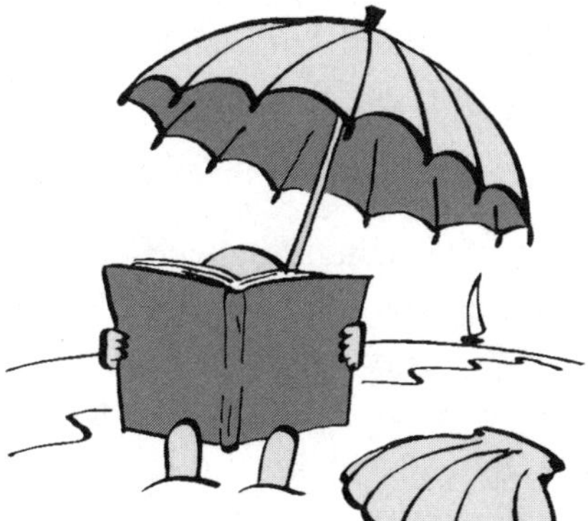

Das heilende Ordnungsprinzip der Natur- und Lebensgesetze

Um die Vitalität und Leistungsfähigkeit der Körper- und Gehirnzellen optimal aufrechtzuerhalten, ist es unabdingbar, Bedeutung und Sinn der Natur- und Lebensgesetze intensiver kennen zu lernen. Denn sie sind direkt oder indirekt an allen entscheidenden Prozessen im Organismus und Lebensablauf beteiligt.

Naturgesetze sind zuverlässige Ordnungsprinzipien, die im gesamten Kosmos und im menschlichen Leben wirksam sind (»wie im Großen, so im Kleinen – wie oben, so unten – wie innen, so außen«). Ihre Perfektion zeigt sich überall in der Vielfalt der Natur, in den Elementen Erde, Wasser, Luft, Licht, Sonne, Feuer, Sauerstoff, sowie in der Physik, Biochemie, Mathematik und Technik.

Ihr Wirkungsprinzip ist allumfassend, automatisch, universell, objektiv und vollkommen gerecht, ohne Zutun des Menschen. Auch in den Bereichen der Mikrobiologie, Anatomie, Physiologie und Pathologie sowie bei Entstehung und Wachstum der verschiedenen Kräuter-, Gemüse-, Obst- und Getreidearten sind die Naturgesetze die übergeordneten Steuer- und Ordnungsprinzipien. Ohne ihr präzises Wirken hätte sich kein pflanzliches und menschliches Leben auf der Erde entwickeln können.

Das wohl bekannteste und für den Menschen zugleich entscheidendste Naturgesetz ist das Prinzip von Ursache und Wirkung. Es besagt, dass »alles«, was jetzt im gegenwärtigen Augenblick gedacht, gesprochen, gegessen, getan und entschieden wird, sich letztlich in einer bestimmten angenehmen oder störenden Form im Lebensablauf wieder zeigen wird. Dieses Gesetz wirkt objektiv und gerecht gemäß den persönlichen Lebens-, Verhaltens und Ernährungsweisen sowie den Entscheidungen des Menschen, unabhängig vom persönlichen Willen. Die christliche Mythologie spricht in diesem Zusammenhang von dem entscheidenden Prinzip:

> *»Was der Mensch sät, wird er ernten.«*

Alle Erfahrungen und Vorkommnisse in unserem Leben hängen demnach von unseren Entscheidungen, von der zugeführten Ernährung und vom Verhalten ab. Diese Grundkenntnis ist ein wichtiger Faktor zum Verständnis der neuen Zellmedizin der Zukunft.

Lebensgesetze haben den tiefen Sinn, dem Menschen bestimmte Verhaltensregeln und Tugenden vorzugeben, wie z.B.

- Ehrlichkeit, Vergeben, Geduld, Kritikenthaltung, Toleranz
- Demut, Gelassenheit, Friedfertigkeit, Gottvertrauen
- Mut, Großzügigkeit, Neutralität, richtige Zeit und Energienutzung
- bedingungslose Liebe, guter Wille zur gesunden Ernährung usw.

Diese Lebensprinzipien bieten uns in jeder noch so schwierigen Situation die Möglichkeit zu richtigen Entscheidungen. Wenn wir wach und konzentriert durch den Tag gehen, können wir mehr erkennen und unser persönliches Verhalten dementsprechend ausrichten. Mithilfe der Lebens- und Naturgesetze ist es jederzeit möglich, unsere charakterliche, seelische, körperliche und zellinterne Verbesserung bzw. Entwicklung zu fördern. Sie sind neben einer wertvollen Ernährung das sichere Rüstzeug für ein gesundes, glückliches und erfülltes Leben.

Das Spiel des Lebens verläuft nach bestimmten Regeln

Zum einfacheren Verständnis lassen sich die Lebensgesetze mit den Verkehrsregeln vergleichen. Auch sie bewirken, dass die Verkehrsteilnehmer bestimmte Prinzipien im Straßenverkehr beachten und befolgen. Ist dies nicht der Fall, kommt es – in Verbindung mit dem Naturgesetz von Ursache und Wirkung – über kurz oder lang zu Zwischenfällen und Störungen im geregelten Verkehrsablauf.

Die zeitlos wirkenden Lebens- und Naturgesetze sind für die Entwicklung der menschlichen Persönlichkeit unerlässlich. Sind wir bereit, diese allumfassenden Prinzipien bewusst, und vor allem mit Freude, in unser tägliches Leben zu integrieren, so werden wir nach und nach mit idealen Lebensbedingungen (Gesundheit, Wohlergehen, Lebensfreude usw.) belohnt. Verstoßen wir hingegen bewusst oder auch unbewusst gegen diese Natur- und Lebensgesetzmäßigkeiten (ähnlich wie bei den Verkehrsregeln), so müssen wir mit unliebsamen Störungen, Hindernissen und Schwierigkeiten im Lebensablauf rechnen. Denn auch hier wirkt wiederum in gerechter Weise das übergeordnete Naturprinzip von Ursache und Wirkung – automatisch, präzise und objektiv.
Vor allem in den Bereichen Gesundheit, Zellernährung, Präzision von Zellen, Organen, Gehirn, Nerven-, Hormon-, Immun- und Verdauungssystem sowie im vielfältigen Mikroleben und Stoffwechselgeschehen spielen diese universellen Prinzipien, Gesetzmäßigkeiten und Verhaltensregeln eine überaus wichtige Rolle.
Wer beispielsweise überwiegend stoffwechselstörende Nahrungs- und Genussmittel zu sich nimmt und darüber hinaus noch ein negatives seelisches Verhalten zeigt, wie z.B. Ärger, Groll, Wut, Hass, Kritik-, Einmisch- und Bewertungssucht, Sturheit, Angst, Ungeduld, Eifersucht, Hektik usw., wird mögli-

cherweise vorzeitig körperliche Störungen, Energieverlust, Krankheit und Degeneration ernten. Dieser Zustand ist aber zugleich auch eine Aufforderung zur Umkehr und Neuorientierung, um im Bereich der Ernährungs- und Lebensweise eine heilungsfördernde Korrektur vorzunehmen und wieder zu einer gesunden Natur- und Lebensordnung zurückzukehren. Alle folgenden Kapitel werden diese Ansatzpunkte präzise widerspiegeln.

Hier noch zwei einfache Beispiele aus dem Leben:
Es geht um zwei Personen: Person A ist gesund, erfolgreich und glücklich, während Person B mit ihrer Lebenssituation unzufrieden ist, sich beschwert und mit allem hadert. Warum habe gerade ich so viel Pech, bin laufend krank und habe keine körperliche und finanzielle Energie? Person B ist neidisch auf Person A.
Das Prinzip dieser zwei Personen ist einfach zu erklären: Person A sät die richtige geistige Saat und trifft bessere Entscheidungen im Privat- und Berufsleben, während Person B nahezu täglich eine negative Saat streut und viele Fehlentscheidungen trifft. Das Naturprinzip »Was der Mensch sät, wird er ernten« wirkt präzise und gerecht im Leben eines jeden Menschen.

Ein weiteres Beispiel:
Eines Tages besuchte mich während eines Seminars ein Mann und stellte die folgende Frage: »Jetzt bin ich so schwer krank, habe fast keine Energie und tue alles, was man nur tun kann, um gesund zu werden. Ich lasse Akupunktur machen, nehme Gelee Royal ein, mache eine Hypnosetherapie, habe es mit Farbtherapie, Astrologie und Meditation versucht und nichts hilft mir. Warum ist das so? Was mache ich falsch?« Die Lösung des Problems ist einfach.
Wenn die Persönlichkeit selbst nicht mitmacht, sich nicht weiterentwickelt, müssen die Beschwerden und Krankheiten bestehen bleiben. Der Körper ist ein Spiegel der Seele. Sobald

sich die betreffende Person um eine gesundheitliche und seelische Weiterentwicklung bemüht und zudem eine konsequente, hochwertige Zellernährung in ihren Tagesablauf mit einbaut, kann sie – mit etwas Geduld – nach dem Prinzip von Ursache und Wirkung wieder gesund werden. Man muss also »aktiv« an den Kern der Sache herangehen. Mehrere Therapien durchzuführen, dabei aber selbst passiv bleiben und sich nicht im Sinne der Weiterentwicklung zu verändern, ist alter Zeitgeist und führt nicht zu dem gewünschten Erfolg. Denn ohne ständige Veränderung und Verbesserung im aufbauenden Sinne ist keine gesundheitliche und seelische Entwicklung möglich.

Der gute Wille ist entscheidend: Wer täglich mit positiver Grundhaltung in den wesentlichen Bereichen der heilungsfördernden Ernährungsweise sowie im persönlichen Denken und Verhalten eine ständige Entwicklung anstrebt, wird nach diesen gerechten Prinzipien gemäß seiner persönlichen Aussaat (Ursache und Wirkung) bis ins hohe Alter mit Gesundheit, Vitalität und Lebensfreude belohnt. Ein solcher Mensch geht dann als Gesegneter durchs Leben, denn er hat bewusst oder auch unbewusst das Wirken, den Schutz und tiefen Sinn der Natur- und Lebensgesetze in seinem irdischen Dasein erkannt.

Die Heilkunde und Zellmedizin der Zukunft braucht eine fortschrittlich orientierte Gesundheits- und Ernährungslehre.

Sie darf die zentrale Bedeutung dieser übergeordneten und alles entscheidenden Natur- und Lebensprinzipien nicht außer Acht lassen, wenn Zellen, Organe, Gehirn, Immun- und Hormonsystem auch noch im hohen Alter Vitalität und Leistungsfähigkeit zeigen sollen. Hippokrates sagt hierzu: »Krankheiten befallen uns nicht aus heiterem Himmel. Sie entstehen aus vielen kleinen Sünden gegen die Natur und ihre Ordnung. Erst wenn diese sich gehäuft haben, brechen sie scheinbar auf einmal hervor.«

Für den gesundheitsbewussten Menschen bzw. den fortschrittlich orientierten Therapeuten bedeutet Gesundheit, Heilen, Regenerieren und Verjüngen, dass er die Natur- und Lebensgesetze schätzt und achtet. Oder wie Goethe es so klar ausdrückt: »Nach ewigen großen Gesetzen müssen wir alle unseres Daseins Kreise vollenden«.
Der bekannte Arzt Dr. Bircher-Benner forderte seine Patienten sogar zur unablässigen Treue für die zeitlos gültigen Ordnungsprinzipien auf. Er sagte: »Es gibt eine Heilung. Sie ist im Reiche der Ordnungsgesetze zu finden.«
Ohne Mitwirkung und Unterstützung dieser allumfassenden Prinzipien ist also eine gesundheitliche, seelische und zwischenmenschliche Weiterentwicklung kaum möglich. Wenn wir gesund und glücklich leben möchten, sollten wir diese Lebensgesetze achten und uns bei allen Entscheidungen mit Freude nach ihnen richten. Sie sind unsere wahren Helfer und Förderer. Schließen wir uns deshalb dem neuen Zeitgeist an und machen wir uns auf, im Einklang mit den kosmischen Prinzipien durchs Leben zu gehen.

> *Was ist Gesundheit und Glück anderes, als Ordnung zu halten,*
> *nach der Weisheit der Natur und ihrer Gesetze.*
> Paracelsus

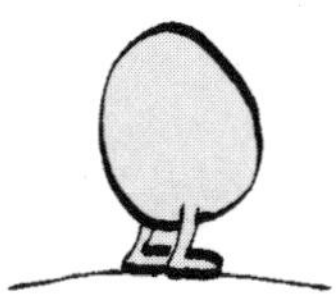

Die gesunde Zelle als Schlüssel für Vitalität im Körper

Der Weg zur seelischen Zellbiologie führt zuerst über ein neues Bewusstsein der Zusammenhänge in der Zelle. Um alle seelischen Auswirkungen auf die zellinternen Funktionen klarer zu erkennen, benötigen wir ein neuartiges Verständnis dieser interessanten Hintergründe.
Der Körper des Menschen ist – einfach ausgedrückt – nichts anderes als eine perfekte Zusammenarbeit von einzelnen, jeweils spezialisierten Zellen. Sie sind die Urform und der naturgesetzliche Baustein allen Lebens auf der Erde. Deshalb ist eine hochwertige Zellernährung für die Gesundheit aller Körper- und Gehirnzellen von wesentlicher Bedeutung. Die Ernährung der Zelle erfolgt wie bei ihrer Entstehung im damaligen Urmeer auch heute noch mittels einer Umgebungsflüssigkeit. Das Urmeer stellte eine perfekte wässrige Elektrolytlösung dar, in der alle lebenserhaltenden Substanzen, Ionen, Elektrolyte, Basen und Säuren vorhanden waren. Dadurch waren optimale biochemische Reaktionen zwischen der Zelle und ihrer Umgebungsflüssigkeit gewährleistet.
Heute erfüllt die Zwischenzellflüssigkeit die gleiche Funktion wie das damalige Urmeer. Sie sollte in ihrer biochemischen Struktur leicht basisch sein. Das heißt, jede Zelle braucht zur Lebenserhaltung eine versorgende Umgebungsflüssigkeit, in der sie alle hochwertigen Bau-, Brenn- und Mikronährstoffe zur Erhaltung des Lebens und der Stoffwechselfunktionen vorfindet.

Zellen mit Zwischenzellflüssigkeiten

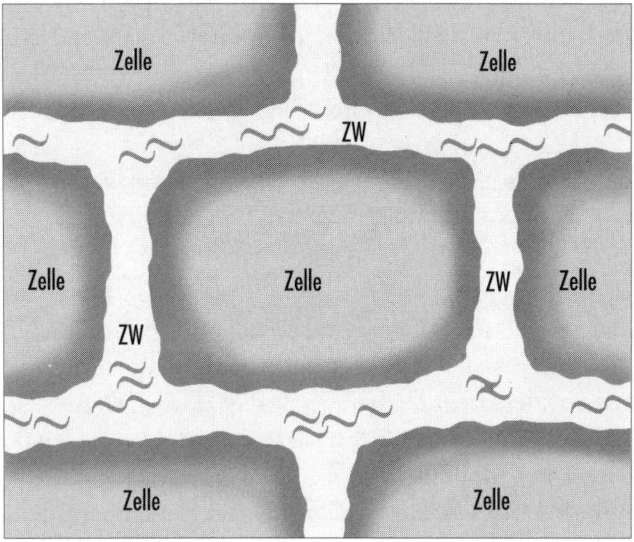

*ZW = Zwischenzellflüssigkeit

- Innerhalb der Zellen befinden sich die spezifischen Mikroorgane (so genannte Zellorganellen), in einer basischen Flüssigkeit, die zur Präzision des Stoffwechsels benötigt wird. Jede der Milliarden bis Billionen von Zellen ist eine eigene biochemische Fabrik.
- Die Zelle kann auch als eigener funktioneller Mikroorganismus angesehen werden, der sich von elektrisch geladenen Mikronährstoffen aus der Zwischenzellflüssigkeit ernährt.
- Jede Zelle, bis auf die roten Blutkörperchen, erzeugt physiologisch gesehen in den Mitochondrien und mit Unterstützung der Naturgesetze ihre eigene Wärme und Energie in Form hochenergetischer Phosphatverbindungen (ATP = Adenosintriphosphat).
- Menschliches Leben besteht aus einer Vielzahl von Zellreaktionen und Aktivitäten, die billionenfach in jeder Sekunde des Daseins ablaufen.

- Sie sind jedoch von der Zufuhr hochwertiger, möglichst schlackenarmer und natürlicher Bio-Zellnährstoffe sowie vom seelischen Verhalten des Menschen und den Naturgesetzen abhängig.
- Auch über das Verhalten fließt den Zellen Energie zu.

Jede einzelne Zelle bestimmt die Vitalität, Regeneration und Gesundheit des gesamten Körpers.

Man kann den gesamten Organismus mit einem Haus vergleichen. Die einzelnen Ziegelsteine des Hauses symbolisieren die Zellen des Körpers. Je besser die Qualität der Ziegelsteine (Zellen) ist, desto länger hält auch das Haus. Daraus folgt: Je präziser die Zelle funktioniert, desto gesünder und vitaler ist der Körper des Menschen.

Gesundheit beruht immer auf dem festen Fundament der vitalen Zelle. Da die Ernährung dem Erhalt und dem Aufbau der einzelnen Bausteine des Lebens dienen sollte, ist es deshalb sehr entscheidend, welche Qualität von Lebensmitteln man dem Körper täglich zuführt. Jeder hat die freie Wahl zwischen heilungsfördernder Zellernährung und krankheitsfördernden Nahrungs- und Genussmitteln.

Eine hochwertige Zellernährung führt zur präzisen Zellfunktion und damit zur gesunden Zelle und zum vitalen Körper. Degenerierte Nahrungs- und Genussmittel stören die Zellfunktion. Sie führen zu kranken und degenerierten Zellen und damit zu einem kranken Körper.

Der Mensch ist so gesund wie jede einzelne Zelle. Es geht also nicht nur um die Ernährung des Körpers, sondern in erster Linie um die Ernährung der Zellen sowie um die tägliche Reinhaltung der Zwischenzellflüssigkeit.

Die Zelle als naturgesetzlicher Baustein des Lebens

Ohne Unterstützung der allumfassenden und präzise arbeitenden Naturgesetzmäßigkeiten wären kein Zellleben, keine biochemische Reaktion und keine Steuer- und Funktionsprozesse im Organismus möglich. Der Zellenstaat Körper könnte ohne Mitwirkung von Naturgesetzen und einer hochwertigen Zellernährung schlicht und einfach nicht existieren.

Die Gesundheit des Körpers beruht auf der Gesundheit jeder kleinen Zelle.

Die folgende Grafik zeigt, welche spezifischen Faktoren die Gesund- und Jungerhaltung der Körperzellen bestimmt.

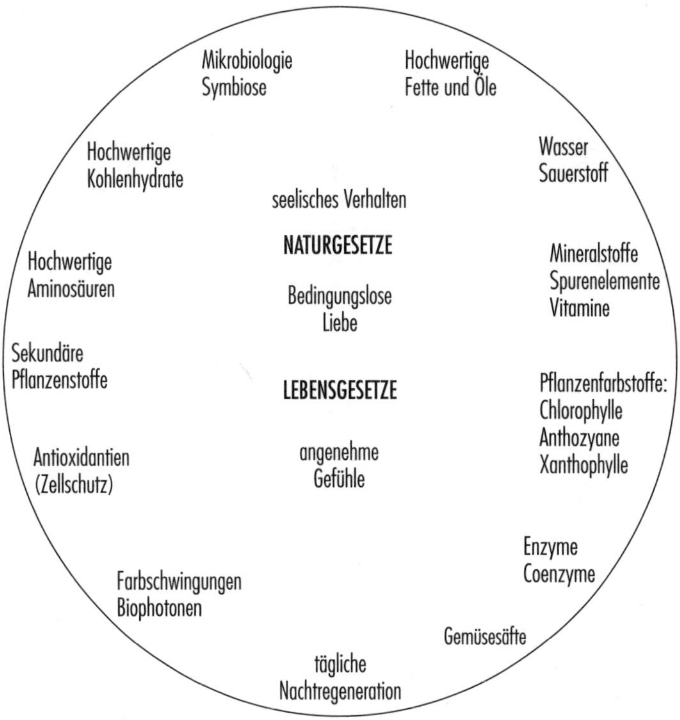

Natur- und Lebensgesetze, seelisches Verhalten und Ernährungsmedizin sind entscheidende Faktoren für die Präzision im Zellstoffwechsel. Sie stellen unentbehrliche intra- und extrazelluläre Regenerations- und Gesundheitsfaktoren in der Zellforschung und Zellmedizin der Zukunft dar. Professor Hartmut Heine von der Universität Witten-Herdecke sagt hierzu: »Im Zeichen zunehmend chronischer Erkrankungen muss nach den Bedingungen eines übergeordneten Ordnungsprinzips gesucht werden, das dem Streben nach Erhalt des Organismus als Grundlage dient.«

Wenn der Mensch im Einklang mit diesen Prinzipien lebt, sind seine Zellen gesund und leistungsfähig. Denn dies ist die Grundvoraussetzung für wahre Heilung, Regeneration, Verjüngung und Vitalität bis ins hohe Alter.

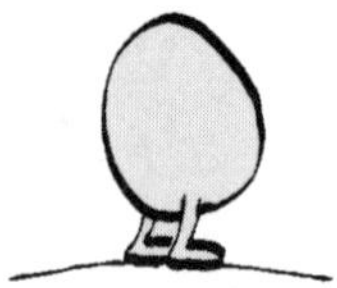

Zellen, Gehirn und Seele

Die Grafik auf Seite 25 zeigt den naturgesetzlichen Aufbau des menschlichen Körpers mit seinen wesentlichen, lebenserhaltenden Wirkprinzipien in einer einzigen Zelle. Sie und Milliarden bzw. Billionen anderer Zellen sind es, die das Gewebe, die Organe, Organsysteme sowie den gesamten Körper und das Gehirn ausmachen, und in jeder dieser Zellen findet man die präzise arbeitenden Ordnungsprinzipien wieder. So betrachtet ist der gesamte Zellenstaat Körper und Gehirn ein energetisches Wunderwerk der Schöpfung.

Eine ganzheitliche Betrachtungsweise des Lebens macht jedoch erst dann einen tiefen Sinn, wenn man die psychosomatische Komponente mit einbezieht. Dies bedeutet, dass auch seelische Verhaltensstrukturen entweder über die Steuerung des Gehirns oder auf direktem Weg über die Naturgesetze ihre heilungsfördernde oder aber degenerierende Wirkung – je nach Verhalten – auf der zellulären und organischen Ebene zeigen können.

Das Gehirn ist die Steuer- und Kommandozentrale des Körpers. Es ist über das Nervensystem und bestimmte energetische Schwingungsmuster mit allen Organen, Drüsen und Zellen verbunden. Außerdem ist das Gehirn eine Art Vermittlungsorgan zwischen dem körperlichen und seelischen Bereich. Es kann sozusagen durch diese einzigartige Fähigkeit dazu beitragen, seelische Einflüsse auf der körperlichen Ebene sichtbar zu machen.

Shakespeare nennt das Gehirn auch treffend das »Haus der Seele«, und in der christlichen Mythologie gibt es hierzu den Hinweis: »Wisset ihr nicht, dass ihr Gottes Tempel seid und der Geist Gottes in euch wohnt?« Jede Zelle und jedes Organ kann sozusagen über das Gehirn und mit Unterstützung von speziellen Naturgesetzen individuelle Verhaltensmuster spiegeln. Deshalb spricht man in diesem Zusammenhang auch von psychosomatischen, das heißt seelisch-körperlich bedingten Krankheitsbildern und Beschwerden.

Es ist deshalb für die Zell- und Gesundheitsforschung der Zukunft wesentlich zu wissen, dass die Zellpräzision auch von den allumfassenden Naturgesetzen gesteuert wird. Dabei ist es wichtig zu erkennen, dass ein präzise funktionierendes Gehirn, seelische Verhaltensstrukturen sowie die Ess- und Trinkweise des Menschen einen entscheidenden Einfluss auf die Funktion der Zellorganellen und damit auf das gesamte Zellgeschehen haben – denn all das ist Ernährung für die Zellen.
Eine hochwertige Zellernährung (siehe Grafik auf Seite 21) und ein aufbauendes Verhalten im Sinne der allumfassenden Ordnungsprinzipien beeinflussen daher den gesamten Zellenstaat direkt oder indirekt positiv. Dies bewirkt eine ständige Regeneration, Energieaufladung und Verjüngung aller Körper- und Gehirnzellen.
Das seelische Verhalten des Menschen wird über Naturgesetze, Atome und Moleküle auf die physisch-körperliche Ebene bis in die einzelne Zelle übertragen. Denn die Natur- und Lebensgesetze arbeiten in gegenseitiger Gemeinschaft zusammen. So gesehen ist der Zustand des Körpers auch immer ein Spiegel des persönlichen Verhaltens des Menschen. Diese Erkenntnisse sind wesentliche Aspekte der neuen Zellmedizin und Seelenheilkunde der Zukunft.
Der gesamte Zellenstaat einschließlich des Gehirns kann also nur unter der präzisen Mitwirkung von Naturgesetzen seine lebenserhaltenden Aufgaben erfüllen. Unter diesem Aspekt wird auch deutlich, wie neben der zugeführten Ernährung auch das persönliche Verhalten des Menschen einen direkten Einfluss auf alle Steuer- und Funktionsprozesse in der Zelle und in der Folge auf die Zellgesundheit nimmt (siehe folgende Grafik):

Seele
Lebensgesetze, seelisches
Verhalten, Weiterentwicklung
Energievermehrung

⇕

Gehirn
als Steuer und Vermittlungszentrale
zwischen Seele und Körper
Konzentration, Entscheidungen
Verhalten

⇕

Körper (Z2)

⇕

Organsysteme (Z2)

⇕

Organe (Z1)

⇕

Gewebe (Z1)

⇕

Zelle
Naturgesetze, Atome, Moleküle,
Zellkern, Zellorganellen,
Mikroorganismen,
hochwertige Zellernährung
Energieproduktion ATP

Seelische Zellbiologie
Energievermehrung durch
aufbauendes seelisches Verhalten

Naturgesetzlicher Aufbau des menschlichen Organismus mit Übergang in den seelischen Bereich

Z1: ca. Millionen bis Milliarden von einzelnen Zellen
Z2: ca. Milliarden bis Billionen von einzelnen Zellen

Die seelische Zellbiologie

Jede der vielen Billionen von Zellen im menschlichen Organismus ist, wie erwähnt, ein eigener selbstständig arbeitender Mikrokosmos, der mit einer Vielzahl von Steuer- und Präzisionstechniken ausgestattet ist. So wie der gesamte Kosmos ohne die präzise wirkenden Naturgesetze nicht bestehen könnte, so verhält es sich auch in der Zelle, die den kleinsten Baustein des Lebens darstellt. Alle Atome und Moleküle in der Zelle sowie die hoch empfindlichen Zellorganellen, der Zellkern, die Mikroorganismen und die Enzyme können neben den genetischen Informationen nur unter Mitwirkung von spezifischen Naturgesetzen funktionieren.

Auch die richtige Zellernährung, wie z.B. die verschiedenen Gemüse- und Obstsorten, grüne Kräuter, Vollwertreis, Hirse, Hafer, Hülsenfrüchte usw., konnte vor langer Zeit nur unter Mitwirkung von besonderen Naturgesetzen und anderen Faktoren wie Licht, Luft, Wasser und speziellen Mikroorganismen entstehen.

Eine naturgesetzlich optimale Zellernährung passt wie ein perfekter Schlüssel zu den naturgesetzlich präzise funktionierenden Zellen und damit zum gesamten Organismus, der als das Schloss-Prinzip betrachtet wird. Wird die natürliche Ernährung denaturiert (gegen die Natur und ihre Gesetze verändert), passt der Schlüssel (natürliche Zellernährung) nicht mehr präzise zum Schloss (Körperzellen). In diesem Fall kommt es früher oder später zu Funktionsstörungen und auf Dauer zu Organstörungen und Krankheiten im Körper.

Der Körper ist der Spiegel des Verhaltens

Wie beeinflusst nun das seelische Verhalten des Menschen die hochkomplizierten Funktions- und Steuerprozesse sowie die perfekte Arbeit der einzelnen Zellorganellen und die spezifischen genetischen Informationen?
Leistung, Präzision und Vitalität der verschiedenen Körperzellen hängen neben der zugeführten Ernährungsform vor allem auch vom persönlichen Verhalten des Menschen ab, dies kann nicht oft genug betont werden. In den folgenden Kapiteln werden wir diese faszinierenden Zusammenhänge näher betrachten. Meine jahrzehntelangen Beobachtungen, Erfahrungen und Forschungen auf diesem Gebiet zeigen, dass bestimmte seelische Verhaltensstrukturen und Entscheidungen auch die Präzision der Naturgesetze in bestimmten Zellabschnitten und Organen beeinflussen können. Auch meine Seminarteilnehmer bestätigen diese Erfahrungen immer wieder.
Der Körper ist das Sprachrohr der Seele, besagt eine Weisheit. Dies bedeutet, dass verschiedene seelische Verhaltensmuster und Entscheidungen über kurz oder lang positive oder negative Auswirkungen auf der zellulären und organischen Ebene haben können. Zum besseren Verständnis der seelischen Zellbiologie wenden wir uns nun einigen Verhaltensbeispielen zu und betrachten deren mögliche Auswirkungen auf Zellen und Organe.

Seelisches Verhalten bei Gallenerkrankungen

Bei Menschen, die vermehrt unterdrückte Aggressionen, Wut und Ärger in sich tragen, können auf Dauer die Zellen im Bereich der Leber und Galle in ihrer Funktionsfähigkeit beeinträchtigt werden. Oftmals kommt es bei diesen störenden seelischen Verhaltensmustern zur Dysfunktion bzw. Entzündungen

im Gallenbereich oder zur Eindickung des Gallensaftes und zur Gallensteinbildung. Es könnte aber auch sein, dass die Betreffenden keine erhitzten Fette riechen können bzw. dass sie schon beim Anblick oder dem Geruch einer Fettquelle Übelkeit und Brechreiz empfinden.
Entscheidend ist jedoch vor allem die Verhaltensstruktur, die sich in ihren Auswirkungen zeitlich unterschiedlich zeigt: Bei dem einen kann es 4 Jahre, bei dem anderen beispielsweise 10 Jahre dauern, bis sich ein bestimmtes Verhalten auf der körperlichen Ebene bemerkbar macht. Beobachtet man jedoch sein Empfinden, so zeigen sich oft sehr früh Hinweise, die auf eine Beeinträchtigung hindeuten. Ist sie eingetreten, sollten die körperlichen Beschwerden aber keinesfalls bekämpft werden, denn sie bieten die Chance zur Selbsterkenntnis und zur Bewusstseinsveränderung im Sinne der Heilung.

Seelisches Verhalten bei Gelenkerkrankungen

Bei Personen, die sich auffallend in die Angelegenheiten ihrer Mitmenschen einmischen und deutliche Kritik- und Bewertungssucht zeigen, können auf Dauer die Zellfunktionen im Knochenbereich gestört werden. Probleme mit den Gelenken, Knorpeln, Sehnen und der Knochenhaut bis hin zu Meniskusschäden wären die Folge. Diese Menschen sind oftmals ungeduldig und nicht bereit, sich dem Leben und der persönlichen Lebensschule zu beugen. Sie bleiben oft an ihren alten und leidfördernden Verhaltensmustern kleben.
Dass die Außenwelt ein Spiegel ihrer selbst ist, können sie nicht so ohne weiteres akzeptieren, sondern kämpfen mit Kritik und Bewertung dagegen an. Einmischen und Verurteilen erzeugen aber stets Konflikte im zwischenmenschlichen Bereich. Wer innere Konflikte und seelische Mangelzustände im Außen zu lösen versucht, indem er erwartet, dass sich die Mitmenschen

verändern, hat das Spiel des Lebens noch nicht erkannt. Er zieht stattdessen mehr und mehr Konflikte und Probleme an. Und dies führt auf Dauer zu Leid, Schmerz und Krankheit. Die oben beschriebenen seelischen Verhaltensweisen können sich insbesondere in den Zellen des Knie- und Ellenbogenbereichs auswirken.

Seelisches Verhalten bei Bluthochdruck

Bluthochdruck kann durch Fehlregulationen der Nieren, durch das Nervensystem (z.B. bei andauerndem Stress), bei sklerosebedingten Gefäßveränderungen, zu hoher Kochsalzzufuhr und durch Übergewicht entstehen. Hochdruck kann sich aber auch durch Gefäßirritationen äußern, deren Ursache bisher größtenteils unbekannt ist.

Häufig entwickelt sich ein Bluthochdruck durch seelische Verhaltensstrukturen, die man in den ersten Jahren vor der Entstehung noch gar nicht so bewusst wahrnimmt. Folgende Verhaltensweisen und Entscheidungen können zu spürbaren Störungen in den Zellen der Gefäßwände und des Nervensystems führen (u.a. durch die Mitwirkung natürlicher Gesetzmäßigkeiten – siehe auch Seite 25).

Man setzt sich und andere unter Druck. Es besteht oftmals die Neigung zu übertriebenem Ehrgeiz, Perfektionismus und Leistungsdenken. Man setzt sich auch unter Druck, wenn Wesentliches und Vorrangiges verschoben wird. Der Gefäßwiderstand kann für den eigenen, inneren Widerstand stehen, möglicherweise gegen nahestehende Mitmenschen und Ereignisse. Er kann mit einem ständigen, inneren Wehren verbunden sein, wenn man beispielsweise aufgrund fehlenden Mutes gegen seine Gefühle handelt und entscheidet. Auch Sturheit, Starrsinn und an alten, verkrusteten, längst überholten Einstellungen festhalten, kann zu vorzeitiger Gefäßsklerose und Bluthochdruck führen. Ständige Erregung, Stress, Hektik und Hetze mahnen zu mehr Gelassenheit und innerem Seelenfrieden. Ebenso können auch verdrängte Aggressionen zum Hochdruck führen. Die Energie dieser Aggressionen muss sich irgendwie entladen – zuerst über die Beeinflussung der Zellfunktionen im Bereich der Gefäßwände und des Nervensystems und nach vielen Jahren eventuell als Schlaganfall oder Herzinfarkt.

Ein Beispiel zeigt den Weg der Entstehung:
Ein Mann baut im Laufe der Jahre aufgrund immer wiederkehrender, belastender Lebenssituationen mehr und mehr Aggression, Wut, Ärger und Groll gegen seine Frau auf. Er hat nicht den Mut, nach seinen Gefühlen zu handeln und diese brennenden Konflikte mit ihr gemeinsam zu lösen, sondern verdrängt sie, meist unbewusst, nach innen. Im Laufe von Jahren entwickelt sich bei ihm schwerer Bluthochdruck, lästiges Ohrensausen (Tinnitus) und Übergewicht. Er schluckt (und isst) die Probleme hinunter. In seinen letzten Lebensjahren erleidet er die typische Folgeerkrankung von zu hohem Bluthochdruck mit der Diagnose »Schlaganfall«.
Dieses Beispiel lässt erkennen, wie intensiv das persönliche seelische Verhalten die Funktionsprozesse der jeweils spezifischen Zellen und des Nervensystems zu beeinflussen vermag. Die Natur- und Lebensprinzipien entscheiden präzise, welches Symptom bzw. Krankheitsbild sich entwickelt, damit der betreffende Mensch den größtmöglichen Lernprozess hat. Erkennt er dieses Prinzip, kann er sich den seelischen Ursachen zuwenden, neue heilungsfördernde Verhaltensmuster entwickeln und so dazu beitragen, dass sich die körperlichen Symptome auflösen können.
Der Sinn des Lebens heißt Entwicklung und daran führt kein Weg vorbei, egal, ob man dies akzeptiert oder nicht. Jede Blockade im Leben des Menschen führt entweder zu körperlichen oder lebensbedingten Störungen, die es zu erkennen und bearbeiten gilt, damit der gesunde Fluss des Lebens wieder

in Gang kommt. Wie weise und wunderbar ist doch das Leben des Menschen von der einzelnen Zelle bis in den seelischen Bereich hinein eingerichtet!

Seelisches Verhalten bei Brusterkrankungen und Brustkrebs

Die sanfte weibliche Brust vermittelt Geborgenheit und Schönheit. Sie besteht aus Drüsen, Lymphgefäßen, Milchgängen, Fettgewebe und der Brustwarze. Dieser Teil des weiblichen Körpers ist sehr empfindsam. Ihre physiologischen Vorgänge sind sehr kompliziert und nur mithilfe von Naturgesetzmäßigkeiten möglich. Deshalb hat auch das seelische Verhalten einen nicht zu unterschätzenden Einfluss auf die präzisen Funktionsabläufe und Gesundheit in der weiblichen Brust, die in der Medizin auch »mamma« (lat.) genannt wird (deshalb z.B. »Mammakarzinom« für Brustkrebs). Bei vielen Funktionsstörungen der sensiblen Zellen im Bereich der Brust und der dazugehörigen Lymphknoten findet man oftmals folgende seelische Verhaltensmuster:
Die betreffenden Frauen tendieren dazu, ihre Mitmenschen übertrieben zu bemuttern (»Mama« macht alles). Manche von ihnen meinen, dass sie für ihre meist schon erwachsenen Kinder, die Nachbarn, Tanten, Eltern usw. noch mehr tun müssten und opfern sich im wahrsten Sinne des Wortes auf, bis sie eines Tages völlig überfordert sind. Sie geraten dadurch, meist unbewusst, aus ihrem natürlichen Lebensrhythmus, da die eigenen Empfindungen und Wünsche meist zugunsten anderer zurückgestellt werden. Deshalb kommt es oft zu einer Störung des harmonischen Energieflusses zwischen Geben und Nehmen. Die Betreffenden versuchen, den hohen Anforderungen und dem Bild des gesellschaftlichen Denkens und Lebens gerecht zu werden. Normen, Egovorstellungen sowie familiärer Leis-

tungsdruck verhindern aber, dass das innere Selbst gelebt werden kann. Menschen, die so handeln, vergessen, dass auch sie selbst Geborgenheit, Seelenfrieden und die Liebe zu ihrem inneren Kern als seelische Nahrung benötigen.

Da sie dieses Bedürfnis nicht direkt spüren, versuchen sie (meist unbewusst), es indirekt zu bekommen: über Lob und Anerkennung von außen. Es ist deshalb kaum verwunderlich, dass Menschen mit dieser Verhaltensstruktur auffällig häufig in ehrenamtlichen Tätigkeiten und anderweitigen gesellschaftlichen Einrichtungen zu finden sind. Darin gehen sie nicht nur auf, sondern reiben sich auch auf. Da sie meist Probleme mit dem Neinsagen haben, lassen sie sich zu vieles aufhalsen, werden dadurch scheinbar unentbehrlich, aber oft genug auch krank.

Die Aufopferung ist das Symptom, die krankhafte Suche nach Liebe, Lob und Anerkennung der seelische Hintergrund. Doch wer sich ständig aufopfert, wird eines Tages selbst zum Opfer und bekommt anschließend in der Regel wenig Hilfe und Unterstützung. Diese Erfahrung lehrt die Schule des Lebens.

Die beschriebenen Verhaltensmuster sollten bei der Tendenz zu Brusterkrankungen beachtet werden. Dann bekommt auch dieses Krankheitsbild einen tiefen Sinn. Dieser wäre eine entsprechende Verhaltenskorrektur und dass die Suche nach Lob und Anerkennung auf der falschen Ebene aufgegeben wird. Denn durch Aufopferung kann man sich keine Liebe erzwingen. Im Gegenteil: Wer ehrlich zu sich selbst ist und auch den Mut hat, auch mal »Nein« zu sagen, wenn die eigenen Gefühle, Energien und zeitlichen Faktoren dazu raten, wird mehr geliebt, geachtet und geschätzt.

Wenn man spürt, dass man einer anderen Person nur hilft, weil sie Erwartungen hat, Bedingungen stellt, Vorwürfe macht oder weil man selbst gut dastehen und gelobt werden möchte, können über kurz oder lang gesundheitliche Probleme auftreten. Auch seine Mitmenschen ständig zu verwöhnen (z.B. in der

Erziehung) ist nicht die beste Hilfestellung, sondern wirkt sich oft nachteilig für die verwöhnte Person im Sinne der Selbstverantwortung aus.
Der eigentliche Sinn des Helfens besteht darin, sanfte Hilfe zur Selbsthilfe zu geben. Dies bedeutet, einen Menschen in seiner Selbstständigkeit und Selbstverantwortung zu unterstützen. Denn dies fördert seinen Lebensmut und Optimismus. All das sind wesentliche Faktoren, um geistig-seelisch länger fit zu bleiben. Denn in den meisten Fällen steht dann mehr Energie zur Regeneration der Körper- und Gehirnzellen zur Verfügung.
Jeder muss für sich selbst entscheiden, wie viel und welche Art der Hilfe und Unterstützung er geben kann und möchte. Es gibt keine verstandesmäßige Lösung. Die persönlichen Gefühle und die energetische Situation sowie die Ehrlichkeit zu sich selbst geben die klare Entscheidungshilfe, in welcher Form man helfen will. Der wichtigste Grundsatz dabei sollte der folgende sein:

»Die Hilfe zur Selbsthilfe und zu mehr Selbstverantwortung ist die beste und gesündeste Hilfe. Denn sie unterstützt die gesundheitliche und vor allem seelische Entwicklung eines jeden Menschen.«

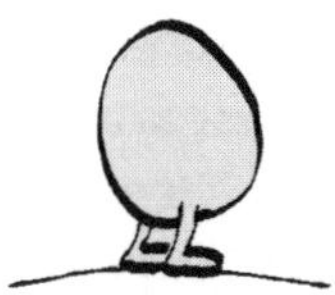

Liebe als Therapie

Es gibt noch eine weitere seelische Ursache, die eine Entstehung von Krankheiten begünstigen kann. Sie zeigt sich vor allem in ungelösten zwischenmenschlichen Konflikten und langandauernden Beziehungsproblemen. Die Suche nach Liebe und Geborgenheit ist wichtig für jeden, aber sie darf nicht zur Forderung, Erwartung oder Bedingung an die Mitmenschen ausarten. Umgekehrt sollte Liebe aber auch nicht aus Gesellschaftszwängen oder Verlustängsten gegeben werden. Denn wer auf Dauer sich selbst und den anderen eine Rolle vorspielt und zu allem »ja« sagt, verletzt letztlich nur sich selbst.

Ein solches Verhaltensmuster endet meist mit großer Enttäuschung. Die Folgen sind weitere zellfunktionsstörende Verhaltensstrukturen wie Verbitterung, Wut, Ärger und unterdrückte Aggressionen, die häufig begleitet werden mit versteckter Trotzhaltung und Rachegefühlen. Dies wiederum sind Egomuster, die zu weiteren Konflikten führen, wenn sie nicht erkannt werden. Zwischenmenschliche Liebe lässt sich nicht mit dem Kopf steuern und fordern. Erwartungshaltung und Liebesforderungen führen zu Blockaden und haben nichts mit bedingungsloser Liebe zu tun. Beobachten Sie dies einmal, es funktioniert nicht: Irgendwann nach Jahren oder Jahrzehnten bricht das Kartenhaus der egobezogenen und bedingten Liebe zusammen.

Nicht alle Menschen passen gefühlsmäßig zusammen, haben eine Herzensverbindung und gehen in seelische Resonanz. Die Lösung bei fast allen zwischenmenschlichen Konflikten und vor allem, wenn wir erkrankt sind, erfolgt über die Selbstliebe. »Du sollst deinen Nächsten lieben wie dich selbst«, lehrte Jesus und erinnert uns damit an ein ewig gültiges Gesetz: Wahre Liebe kommt von innen. Wer für einen Mitmenschen Liebe empfindet, steht zu ihm in Resonanz. Das heißt, was ich außen wahrnehme, habe ich auch in mir. Mein inneres, wohlwollendes Verhalten mir selbst gegenüber wird im Außen gespiegelt. Liebe kann also zwischen zwei Menschen niemals durch Erwartungshaltung, Bedingung, Forderung oder Eifersucht entstehen. Wer sie nicht in sich selbst findet und nur krampfhaft in einem anderen Menschen sucht, wird auf Dauer keine Erfüllung finden und oft bitter enttäuscht.

»Wie innen so außen« – dieses schon genannte präzise wirkende Lebensgesetz ist auch in allen zwischenmenschlichen Lebensbereichen klar zu erkennen. Selbstliebe bedeutet, sich selbst zu lieben und zu schätzen. In der Gesellschaft wird diese Art von Liebe größtenteils noch als Egozentrik oder Narzissmus bezeichnet. Aber dieses Denken ist eine gefährliche konflikt- und vor allem leidfördernde Falle. Es sind die Denkmuster des alten Zeitgeistes. Wer sich seelisch vernachlässigt, hat keinen Kontakt zu sich selbst, keine gute Verbindung zu seinem göttlichen Kern (das Selbst) und meistens auch Probleme mit der Wahrnehmung der intuitiven Gefühle.

Selbstliebe bedeutet auch mehr Selbstachtung und Selbstverantwortung. Es geht nicht nur darum, sich selbst und seinen göttlichen Kern zu lieben und zu schätzen, sondern auch jede seiner einzelnen Körper-, Haut- und Gehirnzellen. Wenn man sich selbst nicht liebt und schätzt und nicht auch einmal bei einer Forderung oder Erwartungshaltung »Nein« sagen kann – vor allem, wenn die Gefühle dazu raten –, dann können, symbolisch gesehen, auf Dauer die Zellen böse (bösartig) werden. Der gesunde Zellstoffwechsel kippt und kann sich in ein krankhaftes Zellwachstum verwandeln.

So gesehen wäre die natürliche Selbstliebe und Selbstachtung das beste Heilmittel. Jeder kann dies für sich selbst ausprobieren. Vergebung und das ehrliche Handeln nach den eigenen Gefühlen, der Mut zur heilungsfördernden Konfliktbearbeitung und zu richtigen Entscheidungen sowie die eigene Verhaltensänderung und Selbstliebe sind die wahre Seelenmedizin. Sie unterstützt die Heilung und Regeneration in allen Zellen.

Konfliktlösung durch Selbstliebe

Ohne Selbstveränderung und vor allem ohne Selbstliebe ist echte Konfliktlösung und Heilung auf Dauer nicht möglich. Es kommt immer wieder zum Rückfall in den leidfördernden Konfliktbereich, vor allem bei jenen, die aufgrund übernommener Verhaltensmuster von Bezugspersonen ihr inneres Selbst nicht leben und lieben können. Fremdbestimmungen und Co-Abhängigkeiten führen dann oft zu schweren Konfliktherden im zwischenmenschlichen Bereich. Kinder nehmen z.B. meist unbewusst alte und konfliktfördernde Beziehungsmuster ihrer Mutter oder ihres Vaters an, die dann im eigenen Erwachsenenalter zu Störungen, Problemen und Leid im zwischenmenschlichen Bereich führen können. Sie leben sich selbst nicht, sondern ein Muster, das sie von außen unbewusst von ihren Bezugspersonen übernommen haben. Und so ergehen sie sich in Vorwürfen, Bedingungen, Erwartungen und Schuldzuweisungen an ihre Mitmenschen, so wie sie es einmal gelernt haben. Der Konflikt mit den Mitmenschen draußen ist aber letztendlich nichts anderes als der Kampf gegen sich selbst. Und dieser kann bis zum Zelltod führen.

Es hat aber keinen Sinn, die Welt außerhalb von sich bzw. die Mitmenschen verändern zu wollen, denn sie sind größtenteils ein Spiegel des eigenen unzulänglichen Verhaltens. Unzufriedenheit hat meist mit dem eigenen inneren Selbst zu tun. Und nur hier liegt die Lösung des Problems. Leben wir nach der Maxime »Mensch erkenne dich selbst«, führt dieser Selbsterkennungsprozess zu mehr Selbstvertrauen, Selbstwertgefühl und Liebe zu sich selbst.

Wer sich also selbst und seine Zellen mehr schätzt und liebt, trägt weniger Konflikte in sich. Und er zieht dadurch auch weniger Probleme im äußeren Lebensbereich an, da sie nicht in Resonanz zu ihm stehen. Ein solcher Mensch ist großzügiger, toleranter und stört sich nicht am Verhalten seiner Mitmenschen. Aufgrund vermehrter Selbstliebe fühlt er sich nicht

mehr so gedrängt, stets seine konfliktfördernde Meinung zu äußern oder sich in so manche Angelegenheiten nahestehender Personen (Kinder, Eltern, Partner, Geschwister, Schwiegereltern, Schwiegerkinder, Nachbarn usw.) einzumischen.
Warum ist das so?
Wer sich selbst liebt, trägt mehr Frieden, Demut und Harmonie in sich. Das Gefühl ist danach ausgerichtet, die Liebe zu sich selbst nicht mehr zu blockieren. Vieles im Außenbereich stört nicht mehr. Wir spüren, dass nahezu jedes Egoverhalten die Liebe zu sich »selbst« stört. Wir zeigen Gelassenheit und Verständnis gegenüber dem Verhalten und den Entscheidungen anderer. Und dieses Verhalten führt zu innerem und zwischenmenschlichem Frieden. Andere Menschen fühlen sich in unserer Nähe wohl.

Was bedeutet Selbstliebe im Alltag? Wie soll man vorgehen, um sich selbst mehr zu schätzen und zu lieben? Wie kann man Selbstliebe besser verstehen? Das sind Fragen, die ich bei meinen Seminaren immer wieder gestellt bekomme.
Für viele Menschen ist dieses Thema immer noch mit Schuldgefühlen beladen und ein Buch mit sieben Siegeln. Selbstliebe im wahrsten Sinne des Wortes bedeutet:

- Mit sich selbst wieder in Kontakt kommen. Kein Fremder im eigenen Haus (Körper) zu sein. Die innere Leere wieder füllen mit der Liebe zu seinem göttlichen Kern (Selbstliebe), nach der sich in Wirklichkeit jeder Mensch sehnt.
- Sich annehmen, so, wie man ist, auch die Schattenseiten, und sich für Verhaltensfehler aus der Vergangenheit vergeben.
- Auf die Gefühle hören und danach handeln. Gut zu sich selbst sein und Zeit für sich haben. Die Verbindung zu seinem Herzen und zu seinem Bauch wieder herstellen und Freundschaft mit sich selbst schließen. Wir können mit unseren Mitmenschen keine echte Verbindung eingehen, wenn wir uns selbst nicht lieben und nicht mit unserer göttlichen Quelle in Kontakt sind.

- Sich mit sich selbst versöhnen. Beziehungsprobleme und Konflikte können am besten gelöst werden, wenn man zuerst einmal mit sich selbst im Reinen ist, sein göttliches Selbst entdeckt und fremdbestimmte Konfliktmuster loslässt.
- Selbstliebe schenkt Geborgenheit, Sicherheit, Selbstvertrauen und führt zu Selbsterfüllung und innerem Frieden. Selbstliebe ist der größte Reichtum, den wir besitzen.

Ohne Selbstliebe finden wir nur schwer zur wahren inneren Harmonie und zum inneren Seelenfrieden. Solange wir unsere Mitmenschen verletzen, werden wir den ersehnten Seelenfrieden in uns selbst nicht finden. Deshalb sollte man die Mitmenschen nicht als Projektionsfläche und Opfer benutzen. Irgendwann muss der Mensch sich von seinen konflikt- und leidfördernden Verhaltensmustern, Fremdbestimmung und Abhängigkeiten des alten Zeitgeistes lösen. Irgendwann muss jeder Mensch sein wahres inneres Selbst und seinen persönlichen Weg finden, wenn er gesund und glücklich werden und bleiben möchte. Und dies geschieht durch die Liebe zu seinem göttlichen Selbst (Selbstliebe).

Goethe brachte zu diesem Thema eine wunderbare Erkenntnis: »Lebt nicht in uns des Gottes eigene Kraft (göttliches Selbst), wie könnt' uns Göttliches entzücken.« Wer einmal das Gefühl des göttlichen Funkens in sich klar wahrgenommen hat, möchte es immer wieder erleben. Die Seele sehnt sich danach.

Der erste große Schritt zur Selbstliebe beginnt damit, dass man seinen inneren Panzer im Herz- und Bauchbereich öffnet, alte Mauern (Denk- und Verhaltensmuster) abreißt, so dass man erst einmal Zugang zu den eigenen Gefühlen und Empfindungen bekommt.

Das Wahrnehmen dieses Gefühls jedoch ist eng mit dem Verhalten verbunden. Verhaltensmuster wie Akzeptanz, Toleranz, Neutralität, Mut, Ehrlichkeit, Gottvertrauen, Gelassenheit, richtige Entscheidungen usw. verstärken die Wahrnehmung des gött-

lichen Kerns im Menschen. Gleichzeitig führen sie zur Aufladung, Energievermehrung und Regeneration in den Zellen.
Negative Verhaltensweisen jedoch wie Kritik und Sicheinmischen, Tratsch und Klatsch, negatives Gerede über Mitmenschen, Ärger, Groll, Wut, Vorwürfe, Erwartungen, Rache, Eifersucht, verbale Angriffe, Schuldzuweisungen usw. reduzieren beträchtlich die Wahrnehmung der angenehmen und glücklichen Gefühle. Meist wird das göttliche Selbst durch derartige Verhaltensmuster sogar blockiert und gar nicht mehr wahrgenommen. Dieses störende Verhalten führt zur Energiereduzierung und – um es nochmals zu betonen – auf Dauer zur Degeneration in den Zellen. Wer sich selbst nicht liebt, bleibt arm. Auch wenn er materiell scheinbar reich ist.
Jede verbale Verletzung eines Mitmenschen führt auch zur eigenen inneren Verletzung. Man sollte sich selbst ehrlich erkennen und folgende Frage stellen: »Welche Ursachen haben mich aus dem körperlichen und seelischen Gleichgewicht gebracht? Warum bin ich mit meiner Lebenssituation unzufrieden? Warum habe ich Konflikte mit meinen Mitmenschen? Weshalb habe ich Schmerzen, Depressionen oder eine spezielle Krankheit bekommen?« Dies sind alles wichtige Fragen, die zur Selbstheilung und Konfliktlösung führen können.
Ein Konfliktmensch kann weder im Privat- noch im Berufsleben wahrhaft glücklich und zufrieden sein – es sei denn, er verändert sein konfliktförderndes Verhalten. Alle großen und immer wiederkehrenden Konflikte, Krankheiten, Schmerzen, Spasmen und Verkrampfungen, Depressionen, sich unglücklich fühlen usw. weisen unter anderem auch auf einen Mangel an Selbstliebe und Selbstveränderung hin.
Erkennen Sie den tiefen Sinn der heilungsfördernden Selbstliebe und was Selbstvertrauen bzw. Gottvertrauen und Selbstfrieden in Ihrem Leben bedeutet? Selbstliebe bedeutet, den göttlichen Kern, sein göttliches Selbst zu lieben und zu schätzen und alles zu tun, damit man diese innere Quelle nicht durch sein persönliches Verhalten verletzt.

Selbst- und Gottvertrauen heißt, diesem »göttlichen Selbst« in mir zu vertrauen und anzustreben, im Einklang mit diesem göttlichen Kern durchs Leben zu gehen. Dies ist wahre Sinnerfüllung. Selbst-Liebe ist also der Weg des Herzens und alles andere als ein Egotrip. Wer liebevoller zu sich selbst wird, ist auch liebevoller im Umgang mit seiner Umwelt.

Eines der wichtigsten Lebensprinzipien, der ideale Weg zur Heilung und Konfliktlösung lautet: Alles beginnt innen und zeigt sich im Außen.

Innere Achtsamkeit und Fühlen führt den Menschen weg vom reinen Ego- und Kopfdenken, vom sich Sorgen machen, vom negativen Denken, Sprechen und Handeln. Kann er sich selbst lieben, ist auch der Übergang zur bedingungslosen Liebe für andere wesentlich leichter zu erreichen. Folgen wir dem neuen Zeitgeist, dann sollten diese beiden heilungsfördernden Formen der Liebe künftig unser großes Lebensziel sein. Wer frei ist von destruktiven Verhaltensweisen und Gefühlen, vermehrt sowohl die Selbstliebe als auch die bedingungslose Liebe. Er beschreitet einen sehr effektiven und beglückenden Lebensweg, der reiche Früchte im zwischenmenschlichen Bereich trägt. Er strebt nach innerem und äußerem Frieden mit dem Ziel, das Wahrnehmen der heilungsfördernden Liebe in sich und im Außen nicht zu stören. Denn wo Liebe ist, da ist auch Gott.
Das Gute und Dankbare sowie die bedingungslose Liebe als die höchste Energieform im Kosmos werden am Ende immer die Gewinner sein. Egal, ob das nun in bestimmten Lebenssituationen oder zwischenmenschlichen Umständen in 3 Monaten, 3 Jahren oder erst in 10 Jahren der Fall ist. Nach kosmischem Gesetz wird immer das Bemühen um die höchste Energieform im zwischenmenschlichen Miteinander die reichste Ernte im Leben eines Menschen bringen. Auf dieses göttliche Prinzip können Sie vertrauen. Der gesamte Inhalt des vorliegenden Buches ist darauf aufgebaut.

Liebe als Medizin

So heißt der neue Weg in der seelischen Zellbiologie. Denn alle Zellen, Organe und Organsysteme im Körper sowie das Gehirn, sehnen sich nach den aufbauenden Energien der Selbstliebe und der bedingungslosen Liebe. Liebe fördert sehr intensiv heilende Lebensenergie und gute Gefühle, die sich in der Folge nach dem Prinzip von Ursache und Wirkung auch in den Zellfunktionen widerspiegeln. Denn bedingungslose Liebe und Selbstliebe besitzen feinste und gleichzeitig intensivste Heil- und Energieformen, die nachhaltig biochemische Funktions- und Steuerprozesse im Organismus verbessern.
Gesundheit beginnt in der Seele – heißt es schon zu Anfang dieses Buches. Mehr Selbstliebe und richtige Entscheidungen schaffen neben einer hochwertigen Zellernährung (siehe Teil III) die beste Voraussetzung, um gesund zu werden und zu bleiben. Dies wurde auch in zahlreichen medizinischen Untersuchungen bestätigt. Die sensiblen Zellen und Gewebe benötigen diese seelische Heilnahrung wie der Durstige das Wasser in der Wüste. Bauen Sie daher Ihre Schuldgefühle und blockierenden Denk- und Verhaltensmuster aus der Vergangenheit ab. Finden Sie Ihr wahres, inneres Selbst und haben Sie den Mut zur heilungsfördernden Selbstliebe. Es wird sich lohnen!

> *Selig ist der Mensch, der mit »sich selbst« in Frieden lebt.*
> *Es gibt auf Erden kein größeres Glück.*
> Matthias Claudius

Heilung bedeutet Veränderung

Wesentlich ist die Erkenntnis, dass jedes Symptom, jede Zellkrankheit und jeder Konflikt auch auf bestimmte seelische Verhaltensstrukturen hindeuten, die zur Veränderung und Weiterentwicklung auffordern. Immer wieder stellen wir auf unseren Seminaren fest, dass verdrängte zwischenmenschliche Konflikte häufig Auslöser von körperlichen Symptomen sind, die oftmals in schweren Krankheiten enden. Die Zellkrankheit von heute ist die Verletzung und Nicht-Beachtung der Natur- und Lebensgesetze von gestern.

Wesentlich bei den verschiedensten zellulären Störungen und organischen Erkrankungen ist immer die Erkenntnis, dass jedes Symptom in Wirklichkeit eine große Hilfe und ein Zeichen zur seelischen und ernährungsbedingten Veränderung darstellt. Es ist immer ein Hinweis, sich selbst zu fragen: »Stimmen mein Verhalten, meine Lebensanschauung, meine Motive noch? Wo steht eine Kurskorrektur an?«

Körperliche und psychische Symptome sowie immer wiederkehrende zwischenmenschliche Konflikte sind deshalb ernstzunehmende Hinweise zur Veränderung sowie zur seelischen und gesundheitlichen Weiterentwicklung der betreffenden Persönlichkeit. Wer im Außen mit seinen Mitmenschen Konflikte hat, der trägt auch in seinem Inneren Konflikte. Wie innen, so außen – dieses kosmische Lebensprinzip haben Sie ja in diesem Buch schon kennen gelernt.

Sie können noch so viele Bücher lesen und Therapien durchführen, es wird Ihnen nur wenig helfen, wenn Sie sich nicht selbst verändern. Solange Sie an Ihre Mitmenschen Bedingungen und Forderungen stellen, Erwartungen haben, Vorwürfe machen und die Schuld außerhalb von sich suchen, ziehen Sie wieder und wieder Konflikte an.

Ja, selbst wenn Sie über einen Anwalt Ihr Recht einfordern (Forderungen und Bedingungen stellen) und Sie im weltlichen Sinne dieses Recht auch bekommen würden, werden Sie früher oder später eine bittere Erfahrung machen: Weltliches Recht ist noch lange kein universelles Recht. Und so erkennen Sie dann nach einem Jahr oder später, dass Sie zwar mit Ihrem

Ego einen Sieg errungen haben, universell betrachtet aber eine Niederlage. Wenn Sie sich selbst nicht verändern, gibt es keine innere und äußere Konfliktlösung, keinen inneren Frieden und keine Heilung, egal wie das Problem heißt. Denn Sie ziehen nach dem Gesetz der Resonanz weiterhin zwischenmenschliche, gesundheitliche oder finanzielle Probleme an. Und diese haben bei genauerem Hinschauen fast immer mit den alten Mustern zu tun, weil sich in Bezug auf das Verhalten nichts verändert hat. Der Egokampf geht also munter weiter.
Nach dem kosmischen Prinzip gibt es nur eine Lösung: Mehr Selbstverantwortung und mehr Selbstveränderung. Denn es gibt nur einen Menschen auf dieser Welt, der Ihr Leben verändern kann – und das sind Sie selbst! Nur wer bei sich selbst beginnt und sein persönliches Verhalten verändert, bekommt grünes Licht im Leben. Es ist der schnellste Weg in Richtung Glück, Gesundheit, Erfolg und finanzieller Sicherheit. Die angenehmen Lebensbedingungen beginnen in der eigenen Seele.
Hinzu kommt, dass aufbauende seelische Verhaltensweisen auch regenerierende, vitalisierende und verjüngende Auswirkungen auf die Zellfunktionen, das heißt auf Organe und Gehirn haben (siehe Seite 50 ff.). Immer kann sich der Mensch aufgrund seines Verhaltens und seiner Entscheidungen regenerieren oder degenerieren. Er hat einen freien Willen. Und immer ist man selbst daran beteiligt und der eigene Schmied seines Schicksals. Deshalb sollte man die Ursachen nicht außerhalb von sich suchen. Wer also nicht bereit ist, bei Schmerzen, Depressionen, Krankheiten, Konflikten oder finanziellen Problemen in seinem Leben und Verhalten selbst etwas zu verändern, dem kann auch nicht geholfen werden.
Bei der neuen seelischen Zellbiologie kann man auf Platon zurückgreifen, der damals schon erkannte, was heute noch aktuell ist:

> *»Willst du deinen Körper heilen,*
> *musst du zuerst die Seele heilen.«*

Seelisches Verhalten und die Energiegewinnung in der Zelle

Ohne Energie ist kein Leben möglich. Die Zellen, Organe, der gesamte Körper und das Gehirn benötigen eine bestimmte Form von Energie, um überhaupt existieren zu können.

Die Mitochondrien sind die Kraftwerke der Zellen. Sie liefern die für fast alle intrazellulären Stoffwechselprozesse und Zellfunktionen benötigte Betriebsenergie in Form eines biologischen Brennstoffes, dem so genannten ATP (Adenosintriphosphat).

Die naturgesetzliche Herstellung dieser speziellen Energieform erfolgt fast ausschließlich in den Mitochondrien der Zelle mithilfe von Enzymen und aus den Grundbausteinen Eiweiß, Fett und Kohlenhydrate. Deshalb ist eine hochwertige Zellernährung so wesentlich, denn je natürlicher, biologischer und schlackenfreier die zugeführten Lebensmittel sind, desto effektiver erfolgt die biochemische Energiegewinnung in den Kraftwerken der Zellen.

Die Herstellung des ATP findet im Rahmen eines Verbrennungsprozesses mithilfe von Sauerstoff und der präzisen Unterstützung der Naturgesetze statt. Es empfiehlt sich deshalb, täglich mindestens 30 bis 60 Minuten in qualitativ guter und reiner Luft einen zügigen Spaziergang durchzuführen. Zusammen mit bewusstem Atmen nehmen wir hierbei nicht nur den so lebenswichtigen Sauerstoff auf, sondern regen dadurch auch die Stoffwechselfunktionen an. Diese zur Verfügung stehende Energie in den Zellen kann für vielfältige Aufgaben benötigt werden: beispielsweise zum Transport von Molekülen, zur Bewegung und Kontraktion von Muskel- und Herzzellen, für den Transport von Stoffen durch die Zellmembran, für die Eiweißsynthese usw.

Über die ganzheitliche Regeneration der Mitochondrien kann man unter günstigen Voraussetzungen den Alterungsprozess der Zellen verlangsamen und so eine verjüngende und vitalisierende Wirkung auf die Körper-, Haut- und Gehirnzellen erzielen. Denn vorzeitig einsetzende Alterungsprozesse gehen oftmals mit Funktions- und Degenerationsstörungen der Mitochondrien und damit der Zellen einher.

Die Bio-Zellmedizin der Zukunft berücksichtigt wesentliche Punkte zur Regeneration der zellinternen Kraftwerke und der optimalen Energiegewinnung. Dies führt in der Folge zur Vitalisierung und Verjüngung der Körper-, Haut- und Gehirnzellen.

- Vermehrung der Zellenergie und unterstützende Regeneration der Mitochondrien durch das Bemühen um ein aufbauendes seelisches Verhalten (seelische Energievermehrung).
- Eine hochwertige, naturbelassene, biologische und heilungsfördernde Ernährungs- und Trinkweise.
- Regelmäßige Zufuhr von qualitativ reinem Sauerstoff durch tägliche, zügige Spaziergänge in guter Wald-, Berg-, Park-, See- oder Meeresluft.
- Erholung und energetische Aufladung der Körper-, Haut- und Gehirnzellen sowie des Nervensystems durch tägliche intensive Nachtregeneration. Früh zu Bett und früh morgens wieder aufstehen.
- Tägliche morgendliche Zellentschlackung durch ein einfaches, natürliches Entschlackungs- und Reinigungsprogramm der Zwischenzellflüssigkeit und der Zellen.

Nachfolgend wollen wir nun genauer betrachten, was es mit der seelischen Energievermehrung auf sich hat.
Die Körper- und Gehirnzellen erhalten zum einen ihre benötigte Betriebsenergie durch eine hochwertige Zellernährung, denn sie liefert die wesentlichen Grundbausteine zur Energie-

gewinnung. Die biochemische ATP-Produktion in den Mitochondrien der Zelle erfolgt mit Unterstützung der präzise arbeitenden Naturgesetze. Dies bedeutet nichts anderes, als dass nicht nur körperliche Faktoren entscheidend sind, sondern auch die seelische Weiterentwicklung mit mehr Energie belohnt wird. Folgendes Phänomen hat jeder Mensch des Öfteren selbst gespürt und wahrgenommen:

- 1. Bei destruktiven Verhaltensweisen wie z.B. das schon erwähnte negative Gerede, vor allem über nicht anwesende Personen, Erwartungshaltung, ständiges Kritisieren oder auch bei persönlichen Fehlentscheidungen kommt es oftmals zu spürbarem Energiemangel oder zu unangenehmen Gefühlen im Körper- und Gehirnbereich. Auch spontane Müdigkeit, häufiges Gähnen oder schlechte Laune sind Hinweise von Energiemangel. Je feinfühliger eine Person ist, desto klarer spürt sie den Zusammenhang zwischen Energie, Verhalten und Entscheidungen.
- 2. Aber auch das Gegenteil ist der Fall – wenn man sich toleranter und neutraler verhält, wenn man die Mitmenschen in ihrer Andersartigkeit akzeptiert, wenn man dankbarer und liebevoller zu sich selbst und seinen Mitmenschen ist und sich um Vergebung bemüht. Dann ist spürbar, wie die Lebensenergie wieder zu fließen beginnt. Beispielsweise über eine nicht anwesende Person nichts Negatives zu erzählen, sondern neutral und tolerant zu bleiben, ist bereits eine wesentliche Verhaltensentscheidung, die den Energiepegel in der Zelle erhält und verbessert. In der Folge werden angenehme Gefühle wahrgenommen. Man fühlt eine gewisse beruhigende Kraft, Sicherheit und Zuversicht in sich. Dies alles sind Hinweise auf Energievermehrung, richtiges Verhalten und bessere Entscheidungen im Sinne einer positiven seelischen Entwicklung.

Es gibt nun ein ganz wesentliches seelisches Verhaltensmuster, das die Regeneration der Kraftwerke (Mitochondrien) in den

Zellen und damit den Energiehaushalt im gesamten Zellenstaat Körper und Gehirn intensiv unterstützen kann: der effektive Energieeinsatz. Mit dem richtigen Energieeinsatz steht oder fällt das zellinterne Leben sowie der gesamte Lebensablauf des Menschen. Man sollte sich die Frage stellen: Was mache ich mit meiner wertvollen Lebensenergie? Wie setze ich sie ein? Widme ich meine zur Verfügung stehende Lebensenergie dem wirklich Wesentlichen oder Unwesentlichen im Leben?

Wenn wir uns bemühen, jeden Tag die für uns richtigen Entscheidungen zu treffen und effektiv zu handeln, haben wir mehr Energie und Zeit zur Verfügung.

Der Energie- und Zeitverschwender hat es immer schwerer im Leben. Je mehr er seine Lebenszeit und Energie nicht im Sinne seiner Entwicklung investiert, desto unangenehmer, negativer, belastender und langweiliger kann seine Lebenssituation werden. Dies lehrt die Schule des Lebens.
Im Volksmund heißt es: »Zeit und Energie ist Geld«. Tatsächlich ist Geld eine bestimmte Form von Energie, mit der man sehr weise umgehen lernen sollte. Zeit- und Energienutzung haben auch mit Mut zu persönlich richtig erkannten Entscheidungen zu tun. Je intensiver man seine zur Verfügung stehende Lebenszeit in gesundheitliche, seelische und berufliche Entwicklung investiert, desto mehr wird die Zellenergie im Leben fließen (und auch in Form von finanzieller Energie). Dies ist ein präzise wirkendes Natur- und Lebensgesetz.
Entwicklung ist der eigentliche Sinn des menschlichen Daseins und dies hat immer mit Entscheidungen und persönlichem Energieeinsatz zu tun. Wenn man sich gegen sein Gefühl entscheidet und seine Energie gegen den Willen der Natur- und Lebensgesetze für eine bestimmte Sache investiert, kommt es früher oder später zu Störungen im Lebensablauf und zum spürbaren Energieverlust in den Körper- und Gehirnzellen.

Ein Beispiel:
Ein Mann hat seit Jahren das Gefühl, dass er beruflich nicht mehr am richtigen Platz steht und sein Energieeinsatz dort nicht mehr stimmt. Trotz vieler unangenehmer Gefühle, die er fast täglich wahrnimmt, hat er nicht den Mut, eine klare Entscheidung gemäß seiner Empfindungen zu treffen, um einen Berufswechsel einzuleiten. Es gibt zu viele Verstandesargumente seiner Mitmenschen, die dagegensprechen und ihn umstimmen. Dieser Mann wird von Monat zu Monat spürbar energieloser und kränker und hat keine Lebensfreude mehr.
Dies alles sind Hinweise auf eine reduzierte Energieform. Auch die Entstehung von depressiven Erkrankungen beginnt auf diese Weise. Der Organismus besteht jedoch aus Billionen von einzelnen Zellen. Wenn der Körper krank und energielos ist, so ist das nichts anderes als ein energetischer Spiegel des Verhaltens, der aufgeschobenen Entscheidungen sowie der einzelnen Zellverbände in bestimmten Körperregionen.
Im genannten Beispiel wird der reduzierte Energiehaushalt über die perfekte Gemeinschaftsarbeit der Natur- und Lebensgesetze beeinflusst. Die normale Mitochondrienfunktion kann in ihrer Präzision beeinträchtigt sein, weil der Betreffende nicht nach seinen wahrgenommenen Gefühlen, Empfindungen und Energien entscheidet. Er handelt gegen seine innere Natur und dies muss über kurz oder lang zu spürbaren und oft schmerzhaften Hinweisen führen. So ist es immer und überall im Leben des Menschen. Man kann diesem Lebensprinzip nicht ausweichen.
Nach Jahren des seelischen und körperlichen Leidens und des intensiven Energiemangels findet der Mann den Mut und sucht gemäß seinen Empfindungen eine neue Arbeitsstelle. Erst danach kündigt er seine bisherige Stelle und beginnt diese neue Arbeit. Von nun an geht's bergauf. Bald schon fließt die Lebensenergie wieder in vollem Umfang. Er fühlt sich immer wohler und gesünder und schon nach kurzer Zeit sind alle energetischen und körperlichen Symptome verschwunden.

Die richtige Entscheidung im Sinne der Natur- und Lebensgesetze sowie im Bereich des persönlichen Energie- und Zeiteinsatzes hat auch die zellinterne Energiegewinnung in den Mitochondrien besser unterstützt. Der Betreffende hat sich nach seiner Entscheidung energetisch und gesundheitlich wieder sehr schnell erholt. Diese Erfahrungen habe ich an mir selbst und vielen Teilnehmern meiner Seminare im intensiven praxisnahen Austausch immer wieder festgestellt. Stets sind die Natur- und Lebensgesetze daran beteiligt. Um es erneut zu betonen: Sie arbeiten präzise mit den Körper- und Gehirnzellen zusammen – gemäß den seelischen Verhaltensstrukturen, der zugeführten Ernährung und den Entscheidungen des Menschen.

Wie jedoch letztendlich die gesamten Wirkmechanismen und Steuerprozesse zwischen Verhalten, Energie und den Zellen im Körper präzise ablaufen, kann aus heutiger Sicht noch nicht endgültig erklärt werden. Wohl aber können die energetischen Auswirkungen und Gefühle angenehmer oder unangenehmer Art vom Menschen klar gespürt und wahrgenommen werden. In diesem Fall sprechen die Symptome die Wahrheit. Wir müssen heute mutig über das sprechen, was morgen im Bewusstsein der Menschen und Therapeuten zur Selbstverständlichkeit wird. Denn der neue Zeitgeist hat bereits sicht- und spürbar begonnen und lässt sich von keiner Macht der Welt mehr aufhalten oder verdrängen.

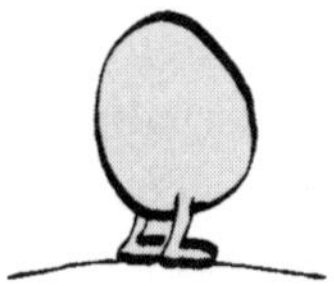

Mehr Energie für Zellen und Gehirn

Was bedeutet seelische Energievermehrung, Aufladung und die damit verbundene Zellverjüngung? Man kann diese Frage auch mit dem Sinn des Lebens in Verbindung bringen. Dieser besteht in der umfassenden Entwicklung der menschlichen Persönlichkeit. Optimaler Energieeinsatz bedeutet, dass man im Leben seine zur Verfügung stehende Energie für die gesundheitliche, seelische, berufliche und zwischenmenschliche Weiterentwicklung investiert. Dass man seine Fähigkeiten und Talente erkennt und an deren Entwicklung arbeitet.

Die kann z.B. in den Bereichen Kunst, Kultur, Musik, Sprachen, Malen und Gestalten geschehen oder wir haben vielleicht Freude daran, Schönheit in allen Lebensbereichen zu erkennen. Auch an der Entwicklung der seelischen Liebe sollte man mit Freude herangehen. Zu all dem benötigt man jedoch Energie, denn ohne sie wäre nichts im Leben möglich. Es könnte keine Zelle existieren, wir könnten nicht denken, sprechen, hören, atmen, fühlen, gehen, sehen, essen, lesen, schreiben oder mit anderen Menschen kommunizieren.

Weiterentwicklung bedeutet, seine persönliche Energie zu vermehren. Sich dem Thema »Bedingungslose Liebe« zu widmen bedeutet ebenfalls Energievermehrung. Dies hat positive und lebensfördernde Auswirkungen. Die Zellfunktionen und Regenerationsprozesse werden verbessert, das Gehirn arbeitet präziser, die Intuition wird klarer und dadurch können bessere Entscheidungen im Privat- und Berufsleben getroffen werden. Der wahrgenommene Energiepegel eines Menschen ist der persönliche Wegweiser für richtiges oder falsches Verhalten und Entscheidungen. Der Mensch bekommt täglich eine bestimmte Menge an Energie, mit der er bewusst umzugehen lernen muss. Deshalb sollte man in jedem Augenblick des Daseins ent-

scheiden, wie man seine zur Verfügung stehende Lebensenergie einsetzt. Entweder zwischen einem Verhalten, das die Lebensprozesse, Zellregeneration und Verjüngung fördert, oder zwischen einem Verhalten, das auf Dauer die Funktionsprozesse in der Zelle stört. Letzteres ist bei ca. 70 bis 90% der Menschen der Fall.
Folgen wir dem neuen Zeitgeist, ist mehr Selbstverantwortung angesagt, da wir selbst in jeder Sekunde unseres Lebens über Glück oder Leid entscheiden. Die Gefühle, Denkanstöße sowie das tägliche zwischenmenschliche Miteinander im gesamten Privat- und Berufsleben geben dem Menschen eine Fülle von Anregungen und Hinweise zur Selbsterkenntnis und der gegebenenfalls anstehenden Verhaltensänderung. Der Lohn ist ein optimaler Einsatz von Energie und der damit verbundene Vitalisierungsprozess der Zellen.

Die neuen Erkenntnisse zwischen Energie und Verhalten und der zellinternen Energiegewinnung in den Mitochondrien werden in der Zukunft reichlich Möglichkeiten für weitere empirische und naturwissenschaftliche Forschungen geben, zum Wohle der Gesundheitsförderung und für die Weiterentwicklung des Menschen.

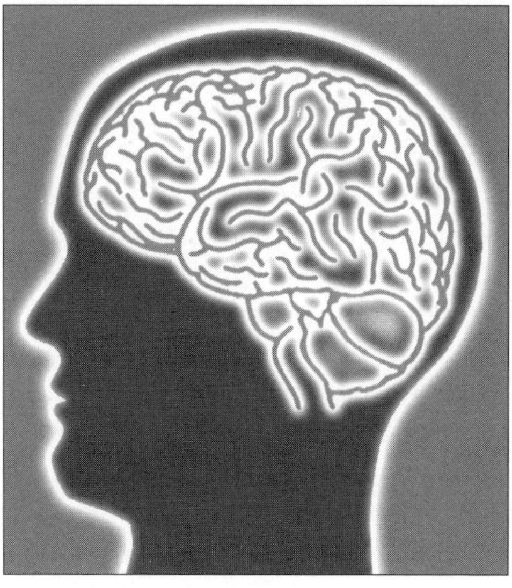

Mehr Energie fördert den Gehirnstoffwechsel und die Intelligenz sowie die Regeneration von Immun-, Hormon- und Nervensystem.

Die Grafik auf Seite 53 zeigt einige zentrale Beispiele von energiefördernden und energiereduzierenden Verhaltensmustern, die sich nachweisbar auf die körperliche und seelische Gesundheit auswirken – gemäß den jeweiligen Entscheidungen des Betreffenden. In jedem Menschen steckt ein großes Potential an Energie. Die Kunst besteht darin, diese Energien im jeweiligen Augenblick richtig zu investieren. Wenn wir wachsam durch den Tag gehen, erkennen wir schnell, wie wir mit unserer Vitalitäts- und Regenerationsquelle umgehen. Immer wieder stehen wir vor der Entscheidung, den richtigen Energieeinsatz zu wählen: z.B. zwischen Ärger, Groll, Aggressionen oder Vergebung, Wohlwollen, Akzeptanz und bedingungsloser Liebe. Denn danach gestalten sich gemäß dem Naturprinzip von Ursache und Wirkung die zellinterne Energiesituation, unsere zwischenmenschliche Lebenssituation und unser Lebensverlauf.

Ob wir mehr oder weniger Energie für Zellen, Gehirn, Nerven-, Hormon- und Immunsystem zur Verfügung haben, entscheiden folgende Faktoren bzw. seelische Verhaltensweisen:

1. Bitte bedenken Sie, dass Liebe, Freude, Glück, Mut, Toleranz etc. sowie Gesundheit bestimmte Energieformen sind, die wir auch direkt oder indirekt in den Zellen vorfinden.
2. Auch Gemüse, Vollwertreis, grüne Pflanzen, Hülsenfrüchte, grüne Blattsalate, grüne Kräuter, Pflanzenöle usw. bringen ebenfalls bestimmte Energieformen in die Zelle. Beide Energiequalitäten (aus 1. und 2.) fördern nachhaltig die Zellregeneration, Gesundheit, Vitalität und Verjüngung.
3. Aber auch Groll, Wut, Ärger, Hass, Kritiksucht, negative Lebenssicht, Eifersucht usw. bringen über die Naturgesetze bestimmte Energieformen in die Zelle.

Entscheidungen treffen zwischen

oder

Aufladung und Zell-Regeneration durch energiefördernde Verhaltensweisen	Mögliche Zell-Funktionsstörungen durch energieraubende Verhaltensstrukturen
Positive Grundeinstellung zum Leben	Negative Grundeinstellung zum Leben, Sorgen, Kummer, Ängste
Konzentration und bewusstes Verhalten bei jeder Tätigkeit fördert spürbar die Lebensenergie	Ständige Ablenkung, Tagtraum, nicht bei einer Sache bleiben können, ständiges Grübeln
Effektiver Energieeinsatz durch optimale Energie- und Zeitnutzung	Falscher Energieeinsatz: Energie- und Zeitverschwendung, Fehlentscheidungen
Mut und Ehrlichkeit zu sich selbst Gefühle beachten und mit Mut danach entscheiden	Unehrlichkeit gegenüber sich selbst und anderen, sich nicht entscheiden können, anstehende Erledigungen verschieben
Wertvolle Freundschaftsbeziehungen	Negatives Denken und Sprechen über die Mitmenschen
Vergeben, nicht nachtragend sein, macht frei, gesund und glücklich	Schnell beleidigt und nachtragend sein, Eifersucht, nicht vergeben können
Bedingungslose Liebe: Freisein von Forderungen, Drohungen, Vorhaltungen und Bedingungen	Ego-Liebe: Wenn du meine Erwartungen, Bedingungen und Forderungen erfüllst, liebe ich dich
Neutralität, Akzeptanz, Großzügigkeit	Besserwisserei, Rechthaberei, ständiges Rechtfertigen, Intoleranz, Kritiksucht
Nicht wertende und nicht verurteilende Wahrnehmung, wertfrei durchs Leben gehen	Sturheit in vielen Lebensbereichen
Mut zur Gelassenheit und Muse	Aggressionen, Wut, Ärger, Groll
Freundlichkeit, Höflichkeit	Verbale Verletzungen, Vorhaltungen, verbale Angriffe, Forderungen, Bedingungen, Erwartungen
Selbst- und Gottvertrauen	Suche nach Lob und Anerkennung, Geltungsbedürfnis
Geduld, Dankbarkeit, Wertschätzung	Ungeduld, Aggressivität, Hektik, Stress, zu schnelles Autofahren
Optimismus, Freude und Fröhlichkeit weitergeben	Auffälliges Einmischen in die Angelegenheiten der Mitmenschen, Verurteilen, chronisches Bewerten
Hochwertige Zellernährung	Degenerierte Nahrungs-, Genuss- und Krankheitsmittel
Tägliche ausreichende Nachtregeneration, tägliche Spaziergänge in sauberer, frischer Luft	Fehlende Nachtregeneration, Schlafmangel
Sich den Aufgaben des Lebens stellen	Nach dem Erwachen am Morgen im Bett liegen bleiben, Desinteresse am Leben
Bewusster Umgang mit Energiequellen: Gas, Strom, Licht, Heizung, Wasser, Treibstoff usw. werden effektiv und ökonomisch eingesetzt	Falscher Umgang mit Energiequellen: Gas, Strom, Licht, Heizung, Wasser, Treibstoff usw. werden verschwenderisch eingesetzt

4. Erhitzte Fette, tierische Fette, Farb-, Aroma- und Konservierungsstoffe, gebratenes Fleisch, Kaffee, Zigaretten usw. bringen ebenfalls bestimmte Energieformen in die Zelle. Beide Energiequalitäten (aus 3. und 4.) fördern auf Dauer den vorzeitigen Degenerations- und Krankheitsverlauf der Körper- und Gehirnzellen (siehe auch S. 25).

Jedes Verhalten, Sprechen, Handeln und Tun hinterlässt ein bestimmtes Energie- und Frequenzmuster. Danach gestaltet sich nach dem Prinzip von Ursache und Wirkung der persönliche, zwischenmenschliche, berufliche und gesundheitliche Lebensverlauf. Jeder Mensch ist also für seine Lebensqualität und für sein persönliches Energie- und Schwingungsmuster selbst verantwortlich. Es gibt da draußen keinen Schuldigen, auch wenn die meisten Menschen ständig danach suchen. Jeder für sich schafft sich die Bedingungen, in denen er lebt.
Auch seelische Freundschaften können zu Energieaufladung führen. Der Austausch, die Kommunikation, Spaziergänge und Unternehmungen mit gleichgesinnten Freunden und Bekannten können ebenfalls die Energievermehrung in den Körper- und Gehirnzellen fördern. Darüber hinaus fördert natürlich ein harmonischer und freudiger Austausch die Entwicklung der Persönlichkeit. Wenn Unterhaltungen in Tratsch und Klatsch sowie in heftige und rechthaberische Diskussionen übergehen, kommt es meistens zur Energieentladung. Bitte bedenken Sie bei all Ihren Entscheidungen und Verhaltensmustern folgendes zentrale Lebensprinzip:

- Energievermehrung und -aufladung bedeutet Gesundheit, Regeneration, Heilung und Verjüngung.
- Energiereduzierung und -entladung führt auf Dauer zu Zellfunktionsstörungen, Krankheit, Degeneration und Konzentrationsmangel. Mehr Ablenkung führt zu mehr Fehlentscheidungen, die wiederum den Energiepegel in den Körper- und Gehirnzellen reduzieren können.
- Energiestillstand bedeutet Zelltod.

Deshalb ist es so wesentlich, hellwach durch den Tag zu gehen und sich ständig zwischen einem Verhalten der Energieaufladung oder -entladung sowie zwischen Heilung oder möglicher Degeneration zu entscheiden. Die seelische und zellinterne Energievermehrung hat deshalb im neuen Zeitgeist absolute Priorität für den Menschen.
Die Bewusstseinsveränderung hin zu einem heilungsfördernden Verhalten ist neben einer hochwertigen Zellernährung der Weg zur wahren Heilung, Vitalisierung und Verjüngung für alle Körper- und Gehirnzellen. Gleichzeitig gibt sie aber auch einen Vorgeschmack davon, wie viele wertvolle Heilungs- und Gesundheitsmöglichkeiten die neuen Erkenntnisse der »seelischen Zellbiologie« uns in der Zukunft noch bringen werden. Wir stehen erst am Anfang eines neuen Zeitalters, das uns den Weg zu intensiverer gesundheitlicher und seelischer Entwicklung sowie zu mehr Glück und Wohlergehen weist.

> *Mensch, sei gut zu deinem Körper,*
> *auf dass deine Seele Freude hat, darin zu wohnen.*
> Teresa von Avila

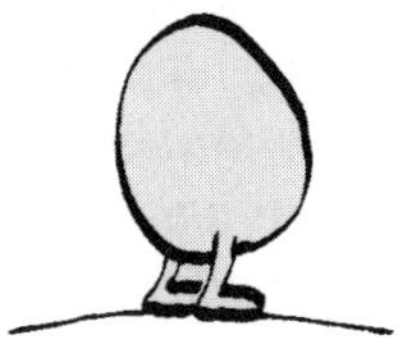

Die drei Siebe des Sokrates aus neuer Sicht

Aufgeregt kam jemand zu Sokrates:
»Höre, Sokrates, das muss ich dir erzählen, wie dein Freund ...«
»Halt an!«, unterbrach ihn Sokrates, »hast du das, was du mir sagen willst, schon durch die drei Siebe geschüttelt?«
»Drei Siebe?«, fragte der andere verwundert.
»Ja, mein Freund, drei Siebe! Lass sehen, ob das, was du mir erzählen willst, durch die drei Siebe hindurchgeht. Das erste Sieb ist das der Wahrheit. Hast du geprüft, ob das, was du mir erzählen möchtest, wahr ist?«
»Nein, ich hörte es erzählen und ...«
»Soso. Aber sicher hast du es mit dem zweiten Sieb geprüft, es ist das Sieb der Güte. Ist das, was du mir erzählen willst, wenn schon nicht als wahr erwiesen, wenigstens gut?«
Zögernd sagte der andere: »Nein, das nicht, im Gegenteil ...«
»Dann«, unterbrach ihn Sokrates, »lass uns auch noch das dritte Sieb anwenden und lass uns fragen, ob es notwendig und wesentlich ist, mir das zu erzählen, was dich so erregt.«
»Notwendig nun nicht gerade ...«
»Also«, lächelte Sokrates, »wenn das, was du mir erzählen willst, weder wahr noch gut noch notwendig ist, so lass es lieber begraben sein und belaste dich und mich nicht damit.«

Die Weisheit des Sokrates ist einzigartig! Er möchte nicht mit unwesentlichem Gerede, Tratsch und Klatsch sowie negativen Energieformen belastet werden. Denn Sokrates weiß, wenn er sich mit Negativem beschäftigt und mit einem anderen in eine energieraubende Diskussion geht, zieht er nach dem Prinzip von Ursache und Wirkung vermehrt das Belastende und Zellfunktionsstörende an. So funktionieren die Gesetze des Lebens. Doch dadurch, dass er im Augenblick hellwach ist und die Si-

tuation ganz klar erkennt, bleibt er in der aufbauenden Energie und darf weiterhin gute Gefühle und die Selbstliebe wahrnehmen. Denn das Lebensziel des Menschen heißt Glück, Liebe, Lebensfreude und Gesundheit. Sokrates erkannte klar den Weg dorthin und hinterlässt uns durch diese scheinbar kleine Episode ein wertvolles, elementares Lebensprinzip zum Lernen, seelischen Weiterentwickeln und zur Energievermehrung.
Liebe als die höchste Energie- und Frequenzform ist auch die beste seelische Zellmedizin für das Immun-, Hormon-, Herz-, Kreislauf- und Nervensystem. Liebe ist der wichtigste Gesundheits- und Verjüngungsfaktor für die Gehirn-, Haut- und Bindegewebszellen.

Bedingungslose Liebe, Energievermehrung und gute Gefühle beginnen dort, wo Tratsch und Klatsch, Erwartungshaltung, Bedingungen, Vorwürfe, Sicheinmischen, Groll, Ärger, Rache, Wut und Eifersucht aufhören.

Man sollte sehr vorsichtig sein, wenn man sich an einer negativen und bewertenden Äußerung über andere (Partner, Kinder, Bruder, Schwester, Nachbarn, Politiker usw.) beteiligt, denn das, was uns im ersten Moment als falsch erscheint, kann für den Betreffenden absolut richtig sein. Millionen von Menschen äußern sich jedoch leider täglich in einer negativen und belastenden Art über ihre Mitmenschen. Das fängt schon bei den Medien an und setzt sich beim Einzelnen fort (und umgekehrt!). Nach dem kosmischen Prinzip von Ursache und Wirkung kann dies jedoch nur negative Konsequenzen haben – wir werden zwangsläufig eine Störung im eigenen Lebensablauf erfahren. Manch einer wundert sich dann, dass er sich häufig schlecht fühlt, ständig erkältet ist oder leichte Erkrankungen hat, Schmerzen oder finanziellen Problemen ausgesetzt ist oder sich häufig in zwischenmenschlichen Konflikten befindet.
Meist werden jedoch die Zusammenhänge zwischen dem Verhalten und dem Auftreten derartiger Störungen nicht erkannt.

Bitte forschen Sie selbst in Ihrer eigenen Umgebung. Sie werden klar erkennen, dass jene Personen, die ihre zwischenmenschliche Kommunikation mit negativen, verurteilenden, bewertenden, sorgenerfüllten und eifersüchtigen Inhalten füllen, immer wieder kleinere oder auch größere Probleme im persönlichen Lebensablauf anziehen – sei es nun zwischenmenschlicher, gesundheitlicher, beruflicher oder finanzieller Art.
Tatsache ist: Wenn wir einen Menschen verurteilen und bewerten, dann können wir meist die wahren Werte der Persönlichkeit hinter dem Urteil nicht erkennen. Wir haben dann eher eine Beziehung zu dem Urteil als zu den inneren Werten der betreffenden Person.
Kehren wir also um und nehmen wir die Chance zur Selbsterkenntnis und Verhaltensänderung wahr: Versuchen Sie z.B. einmal, einen ganzen Tag lang die drei Siebe des Sokrates zu leben, indem Sie nichts Negatives, Belastendes und Bewertendes über Ihre Mitmenschen erzählen. Dies wäre der Beginn der heilungsfördernden Liebe.

Wie man seine Lebensenergie investiert, so verläuft das Leben

Der Tagesverlauf und die zwischenmenschliche Situation im Privat- und Berufsleben werden unter anderem maßgeblich von dem bestimmt, was wir in Worten ausdrücken. Diese Aussage klingt zunächst etwas unrealistisch, kann jedoch im Alltag immer wieder bestätigt werden. Schon in meiner Naturheilpraxis in den 80er-Jahren beobachtete ich bei Patienten die elementaren Zusammenhänge zwischen ihren Gesprächsinhalten, ihrer Wortwahl und ihrer persönlichen Lebenssituation. Jedes Wort und jeder Satz, den wir aussprechen, hat ein bestimmtes Energie- und Schwingungsmuster, das sich nach dem Prinzip

der Anziehung in unserem Leben widerspiegelt – im Positiven wie im Negativen. Zu den Worten und Redewendungen mit einer Negativ-Besetzung gehören z.B. Aussagen wie: cool, toll, geil, unheimlich gut, super, abartig, irre gut, Wahnsinn, der ist ja nicht ganz dicht, bin ich dumm, Grufti, Tussi, idiotisch usw.
Wenn auch manche dieser Vokabeln heutzutage in den üblichen Sprachgebrauch übergegangen sind und in ihrem eigentlichen Wortgehalt gar nicht mehr wahrgenommen werden, so haben sie dennoch ihre entsprechende Schwingung: »irre gut« sind zwei gegensätzliche Botschaften, die genauso zwiespältig im Unterbewusstsein ankommen und verarbeitet werden müssen. Wer öfter sagt: »Bin ich dumm«, glaubt es sich irgendwann ... und wer andere als »dämliche Typen« bezeichnet, sieht sie auch so und erzeugt damit ein negatives Energiefeld, das einen gewissen Sog entwickelt. Wer mit seinen Worten überwiegend das Negative betont und bei seinen zwischenmenschlichen Kontakten eine eher belastende und unwesentliche Kommunikation an den Tag legt, bekommt mehr Probleme im Leben.
Das Gegenteil ist natürlich auch der Fall – pflegt jemand überwiegend eine optimistische, positive und aufbauende Kommunikation, wird sich dies ebenfalls in seinen Lebensbedingungen zeigen.

Jeder Mensch ist der Schöpfer seiner eigenen Lebensumstände – dieses Prinzip klingt in diesem Buch öfter an, weil es eine essentielle Erkenntnis darstellt. Berücksichtigen wir daher stets:

- Worte und Gedanken von Sorgen und Furcht ziehen vermehrt Sorgen, Kummer und Leid an.
- Die ausgesprochenen Wörter und Sätze eines Kritiksüchtigen (belastende Energieform) ziehen immer mehr unangenehme Lebenssituationen an, damit dieser chronische Bewerter noch mehr Möglichkeiten zum Kritisieren bekommt. Der zwischenmenschliche und persönliche Lebenslauf dieser Person wird auf Dauer zur Qual.

- Die Worte eines Menschen, die erfüllt sind von Optimismus, Mut und Selbstvertrauen, ziehen positive und angenehme Lebenssituationen an.
- Die ausgesprochenen Energien des neutralen, toleranten und dankbaren Menschen ziehen ebenfalls einen angenehmen Lebensablauf an. Das Leben macht wesentlich mehr Freude und vieles fließt jenen Personen wie eine Art Geschenk zu. Die Mitmenschen bezeichnen dies als Glück. In Wirklichkeit aber haben diese Personen die richtige Saat ausgesät und fahren ständig die entsprechende Ernte ein.

Natur-, Resonanz-, Anziehungs- und Lebensgesetze arbeiten stets auf diese Weise. Egal, wie sich die eigenen Lebensumstände entwickeln, man ist immer selbst daran beteiligt. Ob man dies nun akzeptiert oder nicht. Die äußere, wahrnehmbare Welt eines Menschen sowie Glück und Leid gestalten sich präzise und individuell nach den inneren Einstellungen, Wertmaßstäben, Gedanken, Entscheidungen, Glaubenssystemen, Überzeugungen und nach den Gesprächsinhalten. Erkennen Sie die große Macht und Verantwortung, die jeder in Wirklichkeit für sein persönliches Leben hat? Und spüren Sie andererseits auch die große Entscheidungsfreiheit, die wir haben?
Seien Sie also wachsam und entscheiden Sie sich in jedem Augenblick klar dafür, in welche Art von Denken und Sprechen Sie Ihre wertvolle Lebensenergie investieren. Denn Sie sind wirklich der Schöpfer Ihrer eigenen Lebensumstände!

Im Hier und Jetzt denken und sprechen lernen

Prinzipiell sollten wir uns um Achtsamkeit und um aufbauende Gedanken bemühen, das alte und degenerierende Denken und Sprechen loslassen. Wir sollten stets versuchen, in der Gegenwart zu sein und uns – wie Schiller es ausdrückte – mehr dem »Wahren, Schönen und Guten« zuwenden.

Menschen, die sich in ihrer Kommunikation überwiegend negativ äußern und sich in der Vergangenheit oder Zukunft befinden, ziehen auf Dauer sowohl im Privat- als auch im Berufsleben mehr Probleme an. Diese Menschen treffen in der Regel auch mehr Fehlentscheidungen und dies führt über kurz oder lang immer mehr zu Störungen und Hindernissen im Lebensablauf. Warum ist das so?

Wenn man beim Denken und Sprechen in der Ablenkung und Zerstreuung ist, handelt man wie ein Schiff im Wasser, das ohne Steuermann auf die Klippen (Probleme und Konflikte) zufährt. Die erhöhte Wachsamkeit und Konzentration im gegenwärtigen Augenblick jedoch würde, symbolisch gesprochen, den Steuermann in unserem Leben ersetzen, damit unser Lebensschiff mit klarem Kurs durch den Tag fährt.

Im Hier und Jetzt denken und sprechen lernen, sollte ein wesentliches Ziel des Menschen im neuen Zeitgeist sein. Das bedeutet, dass man die meist leidvollen, unwesentlichen und konfliktbeladenen Situationen aus der Vergangenheit loslässt und sich auch nicht in Ängsten, Sorgen und Zweifel für die Zukunft ergeht. Zwar kann man Vergangenes nutzen, um die gemachten Erfahrungen für seine persönliche Entwicklung im »Hier und Jetzt« zu verwerten, aber mehr auch nicht. Nachfolgendes Beispiel wird von vielen Menschen unbewusst praktiziert. Es zeigt die Unterschiede zwischen einer gegenwartsbezogenen und vergangenheitsorientierten Kommunikation.

Wenn man beispielsweise mit mehreren Personen bei einem gemütlichen Abendessen zusammensitzt, ist oft folgendes Verhalten zu beobachten: Von einer Person wird während des Essens plötzlich ein unwesentliches Thema aufgegriffen, das meist schon Jahre bis Jahrzehnte zurückliegt. Kaum hat diese Person ihr vergangenheitsorientiertes Gespräch beendet, lässt sich die nächste Person ablenken und erzählt nun ihre 10 Jahre zurückliegende Krankheitsgeschichte. Ehe man sich umsieht, befindet sich die Hälfte der beteiligten Personen in einer Vergangenheitskommunikation – mit nicht gerade sehr erbaulichen Inhalten. Man redet und redet, anstatt im gegenwärtigen Augenblick das wohlschmeckende Abendessen bewusst zu genießen. Dies kann energetisch und gefühlsmäßig sehr belastend sein. Wir sollten deshalb wachsam sein und sehr genau abwägen, ob wir negative und meist unwesentliche Bilder, Energien und Erzählungen in den Augenblick hineinprojizieren und andere Menschen während des Essens damit belasten. Oftmals haben diese Gespräche zusätzlich mit Bewerten, Urteilen und Kritik zu tun.

All dies bedeutet Energiereduzierung, auf Dauer unangenehme Gefühle und es kann im Darm zu einer mangelhaften Auswertung der zugeführten Speisen kommen. Außerdem gibt man den anderen Beteiligten eine Ablenkungsprüfung, die nur schwer zu erkennen ist.

Bitte beobachten Sie selbst bei Ihren zwischenmenschlichen Kontakten, wie z.B. auf Geburtstagsfeiern, Garten- und Vereinsfesten, bei Telefongesprächen usw. diese elementaren Zusammenhänge. Sie werden feststellen, dass der größte Teil der Menschen in der verbalen Ablenkungsfalle lebt. Und Sie werden des Weiteren erkennen, dass Menschen, die auffällig in der verbalen und nonverbalen Ablenkung und Zerstreuung leben, auf Dauer auch gesundheitliche, berufliche, finanzielle und zwischenmenschliche Probleme anziehen.

Gedankliche Ablenkung und Fehlentscheidungen sind ein Urproblem

Wie stark unterschiedliche Ablenkungen das Verhalten prägen und zu Fehlentscheidungen beitragen können, zeigen die folgenden Beispiele:

Herr M. fährt mit dem Auto über eine groß angelegte Straßenkreuzung. Durch den Berufsverkehr sind sehr viele Fahrzeuge unterwegs. Er möchte sein Auto verkaufen und gerade, als er über diese stark frequentierte Kreuzung fährt, denkt er über die Verkaufssumme nach. Er grübelt während der Autofahrt, wie viel Geld er für seinen Wagen noch bekommen könnte. In diesem Moment schaltet die Verkehrsampel vor ihm auf Rot. Dies hatte er übersehen. Er fährt über die Straßenkreuzung und stößt mit einem anderen Wagen zusammen.
Man kann nur eine Sache bewusst durchführen. Entweder Autofahren oder in Ruhe über den Verkaufswert des Autos nachdenken.

Herr S. ist Abteilungsleiter und nimmt an einem Montagvormittag an einer wichtigen Besprechung in seiner Firma teil. Es geht um große finanzielle Entscheidungen. Das Wochenende mit seiner Partnerin war für ihn sehr schön. Es kommen während dieser Besprechung ständig die verschiedensten Ablenkungsgedanken über einige angenehme Situationen, die er mit seiner Frau an diesem Wochenende erlebte. Am liebsten wäre er jetzt bei ihr. In dieser wichtigen Besprechung ist er deshalb nicht bewusst im »Hier und Jetzt«.
Durch seine Ablenkungsgedanken nimmt er wesentliche Argumente hinsichtlich der anstehenden Entscheidungsfindung, die von einem Fachmann vorgetragen werden, nur mangelhaft wahr. Am Ende dieses Tages trifft er eine Entscheidung, die sich sehr nachteilig für die Firma auswirkt. Nach mehreren Wochen wird er durch diese Fehlentscheidung zur Verantwortung gezogen.

Frau L. fährt mit ihrem Auto zur Arbeit. Da kommt ihr plötzlich während des Fahrens auf der Landstraße der Ablenkungsgedanke, einige Notizen über den später anstehenden Lebensmitteleinkauf zu machen. Dies geht natürlich nicht gut, da sie einige Male für Sekunden beim Aufschreiben der Lebensmittel und nicht beim konzentrierten Autofahren ist. Sie landet schließlich im Graben und kommt mit dem Schrecken davon. Der Einkauf kommt ihr durch diesen Ablenkungsgedanken allerdings sehr teuer. Es hätte sich gelohnt, irgendwo auf einem Feldweg für 5 Minuten zu parken und in aller Ruhe die Einkaufsliste zu erstellen.

Auch bei den folgenden Tätigkeiten ist die Ablenkungsfalle aufgestellt:

- Während des Zähneputzens das Geschirr aufräumen
- Während des Zähneputzens an das Essen denken
- Frühstücken und die Tageszeitung lesen
- Abendessen und gleichzeitig Fernsehen
- Treppen steigen und an das Einkaufen am nächsten Tag denken
- Treppen steigen und Gespräche mit beteiligten Personen führen
- Fahrrad fahren und Musik hören
- Bügeln und eine Fernsehsendung anschauen
- Viel sprechen während einer Wanderung. (Man kann dadurch die Schönheit der Natur nur mangelhaft wahrnehmen)
- Lesen und gleichzeitig Musik hören
- Am Morgen Wasser lassen und an das Problem im Geschäft denken
- Rasieren und Tagesnachrichten im Radio hören

Diese wenigen Kurzbeispiele lassen bereits erkennen, dass Konzentration und Wachsamkeit mit den kleinen alltäglichen Tätigkeiten und Abläufen beginnt. Gelingt uns dies, bringen die

scheinbar kleinen Dinge den großen Erfolg. Sie können davon ausgehen, dass alle Missgeschicke wie stolpern, über die Treppe stürzen, den Fahrzeugschlüssel im Kofferraum liegen lassen, eine Tasse fallen lassen, Gemüse im Kochtopf anbrennen lassen sowie körperliche Verletzungen usw. in den meisten Fällen direkt oder indirekt mit Ablenkungsgedanken zu tun haben.
»Tue, was du tust.« – Dies ist eine alte Weisheit, die alles aussagt. Es ist letztendlich einfach, wenn man die Hintergründe und Zusammenhänge besser versteht.

»Wenn ich esse, dann esse ich«.
»Wenn ich gehe, dann gehe ich«.
»Wenn ich spreche, dann spreche ich«.
»Wenn ich lese, dann lese ich«.

Gesundheit und Glück entspringen dem Augenblick

Man kann bis ins hohe Alter geistig und körperlich vital bleiben – durch das stete Bemühen, verstärkt in der Gegenwart zu leben. Denn die notwendige Heil- und Regenerationsenergie für die Körper- und Gehirnzellen fließt dadurch wesentlich intensiver. Alle Entscheidungshilfen und Perlen des Lebens liegen im Augenblick verborgen und können in dieser unerschöpflichen Quelle entdeckt werden.
Die Kunst besteht darin, Ablenkungsgedanken schnell und bewusst zu erkennen und seine persönlichen Entscheidungen und den Lebensablauf nicht danach auszurichten. Erarbeiten Sie sich bitte mit Geduld dieses Sicherheitsnetz. Denn das Befolgen von Ablenkungsgedanken führt auf Dauer fast immer zu Problemen und Schwierigkeiten – sowohl in Ihrem Privat- als auch im Berufsleben. Durch gedankliche Ablenkung und Zerstreuung verliert man den Kontakt zur Gegenwart. Doch ge-

rade aus dieser Gegenwart entspringt die Quelle richtiger Impulse und Entscheidungen für den Menschen. Es ist deshalb sehr sinnvoll, die Einzigartigkeit eines jeden Augenblicks zu erkennen und so oft es geht mit der gesamten Persönlichkeit im »Hier und Jetzt« zu leben. Denn dieser Moment ist die einzige Zeit, die es gibt.
Deshalb ist das Verständnis um die Zusammenhänge und Hintergründe zwischen Konzentration und Ablenkung so wesentlich. All die gewonnenen Erkenntnisse aus diesem Kapitel können Sie unmittelbar in Ihr privates und berufliches Kommunikationsverhalten einfließen lassen. Der Weise hütet Achtsamkeit wie seinen größten Schatz. Er weiß schon, warum dieses Bemühen so lebensnotwendig ist. Leben Sie also den Augenblick – jetzt, während Sie dieses Buch lesen. Denn stabil wird man an Körper, Geist und Seele erst dann, wenn man mehr und mehr in diesem Augenblick ist.

Wachsamkeit üben

Durch eine spezielle Konzentrationsübung am Morgen legt man das beste Fundament zum Erkennen von Ablenkungsgedanken. Eine sehr empfehlenswerte bewusst durchgeführte Wachsamkeitsübung kurz nach dem Aufstehen ist das konzentrierte Hören von klassischer Musik. Ich empfehle beispielsweise das Violinkonzert von Beethoven mit Anne-Sophie Mutter und Herbert von Karajan (2. Satz, Larghetto). Diese CD ist in jedem Fachgeschäft erhältlich. Natürlich können Sie auch jede andere klassische Musik verwenden, die Sie gern hören.
Wenn Sie diese angenehme Übung jeden Morgen kurz nach dem Aufstehen für 4 bis 5 Minuten über längere Zeit (mindestens 2 bis 3 Monate, nach Belieben steigern) in aller Ruhe durchführen, werden Sie sich selbst nicht wieder erkennen und vermutlich erstaunt sein über manch seelische und gesundheit-

liche Fortschritte. Sie würden vor allem nach und nach glasklar erkennen, was ein Ablenkungsgedanke und was ein intuitiver Impuls ist. Und so gehen Sie vor:

- Sie bleiben konzentriert und konsequent bei dem Violinkonzert. Lassen Sie sich durch nichts ablenken.
- Während die Musik spielt und Sie wach wie der Dirigent dabei sind, werden Sie feststellen, dass Sie oftmals von ablenkenden Gedanken, Sorgen, Grübeln über bestimmte Lebenssituationen und Ereignisse buchstäblich aus dem Augenblick geworfen werden. Sie glauben zwar, dass Sie bei der klassischen Musik sind, doch in Gedanken sind Sie oft ganz woanders.
- Sobald Sie das bewusst erkennen, kommen Sie sofort wieder zurück zur Konzentrationsübung mit dem Violinkonzert von Beethoven.
- Sie werden nun an sich selbst und vor allem »praxisnah« erkennen, wie oft und leicht Sie sich in jeder Minute während dieser Wachsamkeitsübung ablenken lassen. Dies wiederum ist auch ein Spiegel Ihres Verhaltens, das Sie am Tag begleiten wird.

Für Kinder, Jugendliche und junge Menschen kann man ähnliche gewinnbringende Konzentrations- und Wachsamkeitsübungen spielerisch gestalten. Bei der Durchführung solcher Übungen – ebenfalls ideal am Morgen – investieren Eltern und Lehrer in eine Saat zu einer besseren Welt, die in späteren Jahren zu einer reichen Ernte führt. Denn diese Übungen führen auf Dauer zur Verbesserung des Gehirnstoffwechsels und zur Intelligenzsteigerung.

Der tiefere und essentielle Sinn dieser Konzentrationsübung ist, dass Sie im Laufe der Zeit auch die vielen Ablenkungen im Alltag bewusster wahrnehmen und gegensteuern können.

Übung macht den Meister. Viel Spaß und Freude bei den regelmäßigen Wachsamkeitsübungen und dem bewussten Erkennen von Ablenkungsgedanken. Sie werden dadurch nach und nach die Einzigartigkeit und Schönheit eines jeden Augenblicks erkennen und jede Begegnung mit Mensch und Natur bewusst wahrnehmen.

> *Die Gegenwart allein ist Wirklichkeit.*
> *Achte auf den gegenwärtigen Augenblick.*
> *Nur er ist Ewigkeit.*
> *Alles ist unwichtig, außer dem, was du in diesem Augenblick vollbringst.*
> *Weisheit*

Je mehr Menschen ihre persönliche Lebensenergie und Zeit durch richtiges Verhalten und Entscheidungen ökonomischer und verantwortungsbewusster einsetzen, desto idealere äußere Energiequellen bzw. effektivere Techniken zur besseren Ausnutzung vorhandener Quellen können im Laufe der Zeit zum Wohle des Menschen entdeckt werden. Es geht zukünftig einfach darum, die ganzheitlichen Zusammenhänge zwischen Mensch, Natur, Verhalten, Entscheidungen und Energie klar zu erkennen. Das wäre ein neues ökologisches Bewusstsein, bei dem es in erster Linie um die innere Veränderung und Weiterentwicklung des einzelnen Menschen geht. Und dies führt in der Folge zu einem bewussteren energetischen Verhalten im Äußeren.

II

Das neue Bio-Zellschutz- und Verjüngungsprogramm

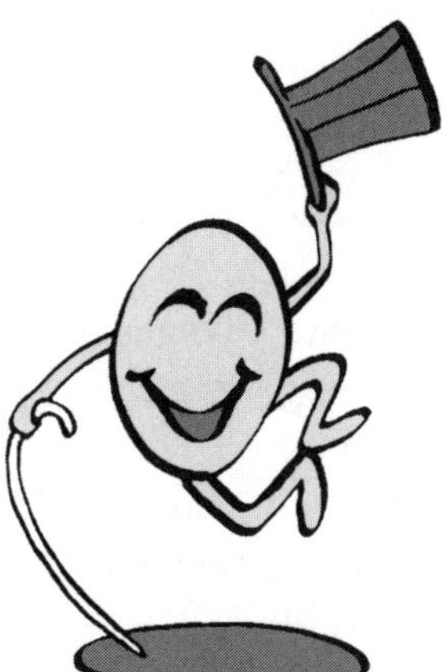

Die Lebens-, Gesundheits- und Therapieform der Zukunft

Die Menschheit befindet sich in einem enormen Entwicklungsprozess. Auch in der Heilkunde ist die Veränderung deutlich zu erkennen. Für den fortschrittlich orientierten Menschen und den ganzheitlich arbeitenden Therapeuten heißt dieser neue große Weg:

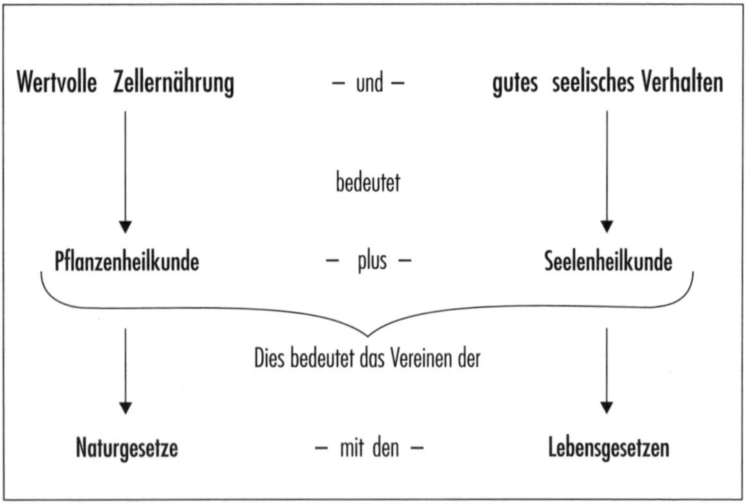

Eine idealere, reinere und gesündere Gesundheits- und Lebensform gibt es nicht auf der Erde. Denn im neuen Zeitgeist bedeutet Gesundheit: Heilen, Energie vermehren, Regenerieren und Verjüngen – auch die Natur- und Lebensgesetze zu achten und in den täglichen Lebensablauf zu integrieren. Diese Ordnungsprinzipien sind unsere wahren Helfer, Freunde und Beschützer im Leben, wenn wir uns im Verhalten und Entscheiden nach ihrer Weisheit richten. Darauf wurde in Teil I dieses Buches schon ausführlich eingegangen. Bei der in den folgen-

den Kapiteln empfohlenen hochwertigen Zellernährung und ihre seelischen Bezüge handelt es sich um keine Modeerscheinung, sondern um zeitlos wirkende Heil-, Regenerations- und Verjüngungsmittel.
Die neue Bio-Zellmedizin gibt den Menschen damit die Möglichkeit, neben dem Verhalten fit bis in die kleinste Zelle hinein zu werden. Denn Seelenmedizin und Pflanzenheilkunde sind die ideale Kombination zur Förderung der biochemischen Steuer- und Funktionsprozesse in den Zellen. Dies sind wesentliche Stützpfeiler der künftigen Heilkunde. Freuen Sie sich nun auf das neue Bio-Zellschutz- und Verjüngungsprogramm sowie auf die wirksamen Heilquellen zur Regeneration und Vitalisierung der Körper-, Haut- und Gehirnzellen. (Zum besseren Verständnis siehe auch nochmals das Kapitel »Zellen, Gehirn und Seele« ab Seite 23 ff.).

»Immer strebe zum Ganzen.«
Johann Wolfgang von Goethe

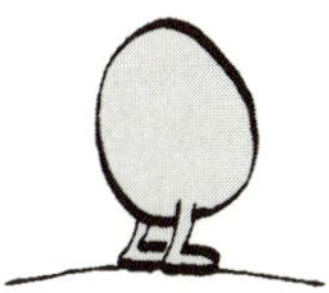

Natürliche Pflanzenstoffe vitalisieren, regenerieren und verjüngen die Zellen

Unter dem Dachbegriff »sekundäre Pflanzenstoffe« finden sich viele bioaktive Substanzen mit gesundheitsfördernden Wirkstoffen ohne speziellen Nährstoffcharakter. Bisher sind Tausende solcher Pflanzenstoffe bekannt. Sie kommen in Lebensmitteln vor – z.B. als natürliche Duft-, Aroma-, Farb-, Geschmacks-, Boten- oder Signalstoffe.

Sekundäre Pflanzenstoffe dienen sowohl der Pflanze selbst als auch dem Menschen. Die Pflanze produziert die Stoffe nicht in ihrem primären Stoffwechsel, sondern im sekundären, der nicht direkt ihrem Wachstum dient. Daher auch der Name.

Sie haben in der Pflanzenwelt z.B. die Aufgabe, sie vor den schädlichen Auswirkungen der UV-Strahlung zu schützen. In anderen Fällen dienen sekundäre Biostoffe der Pflanze auch als Farbstoff, wie z.B. in der Roten Bete, der Heidelbeere oder der schwarzen Johannisbeere. Noch vor einigen Jahren galten sekundäre Pflanzenstoffe für die Körperzellen als nicht so interessant. Anfang der 90er-Jahre stellte man allerdings fest, dass sie die Zellgesundheit, Regeneration und Verjüngung intensiv fördern können. Der Arzt Hippokrates gab diese Erkenntnisse schon vor 2400 Jahren an seine Patienten weiter. Er hatte erkannt, dass die natürliche Ernährung die beste Medizin ist. Inzwischen ist das Spektrum der zugeschriebenen Wirkungen sekundärer Pflanzenstoffe schon recht ansehnlich. Vermutlich ist die Vielfalt der verschiedenen Bio-Pflanzenstoffe, die in einem Lebensmittel zusammenwirken, so gesund, weil sie natürliche Pflanzenstoffe, Vitamine, Ballast- und Mineralstoffe sowie Spurenelemente und Pflanzenfarben enthält. Ratsam scheint es daher, sich möglichst abwechslungsreich und natürlich zu ernähren. Eine vegetarische Ernährung enthält einen besonders hohen Anteil an heilungsfördernden sekundären Pflanzenstoffen.

Wer täglich abwechselnd frisches Gemüse, grüne Blattsalate, Hülsenfrüchte, reifes Obst und Getreideprodukte isst und reichlich frische grüne Kräuter verwendet, nimmt automatisch eine gesunde Mischung sekundärer Pflanzenstoffe auf. Zudem können ein täglich frisch gepresster Gemüsesaft sowie ein grünes Kräutergetränk für einen wertvollen Ausgleich sorgen und den Speiseplan auf angenehme Art ergänzen. All dies führt zur unterstützenden Regeneration und Vitalisierung der Körper- und Gehirnzellen.

Die gesundheitsfördernden Effekte der sekundären Pflanzenstoffe sind einzigartig und umfassend. Jeder Mensch sollte deshalb aus Gründen der Gesundheitsförderung und Regeneration seiner Zellen über die Wirksamkeit dieser speziellen Heilstoffe informiert sein.
Die Grafik auf der folgenden Seite gibt einen Überblick.

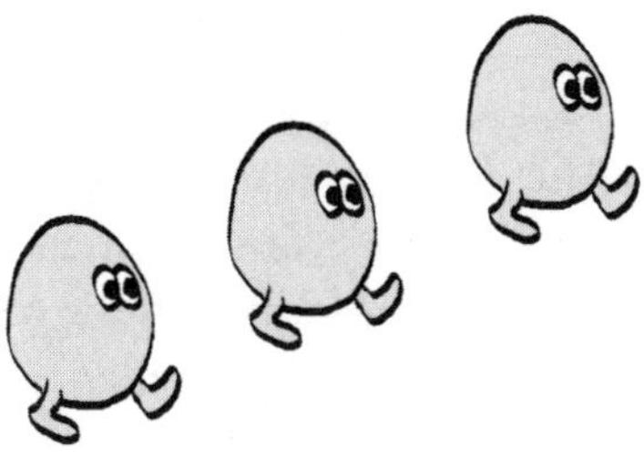

Sekundäre Pflanzenstoffe

Carotinoide

Flavonoide

Phenolsäuren

Sulfide

Terpene

Phytosterine

Saponine

Glucosinolate

Protease Inhibitoren

Phytoöstrogene

Unterstützende Heilwirkung

- antikanzerogen (senken allgemein das Krebsrisiko)
- antimikrobiell (Schutz vor Infekten mit Pilzen, Bakterien oder Viren)
- antithrombotisch (Schutz vor Thromboseneigung und Gefäßverschluss)
- antioxidativ (Zellschutz, Schutz vor freien Radikalen, die die Zellen oxidativ schädigen können)
- immunstimulierend (Stärkung der Abwehrkräfte)
- entzündungshemmend
- blutdruckregulierend
- cholesterinsenkend
- blutzuckerregulierend
- verdauungsfördernd
- hormonausgleichend (in jedem Alter)
- hautregenerierend
- zellverjüngend (verlangsamen den Alterungsprozess der Haut-, Bindegewebs- und Gehirnzellen)

Alle heilungsfördernden, vitalisierenden und verjüngenden Pflanzenstoffe finden Sie in ausreichender Menge in einer vielseitigen, biologisch-hochwertigen Zellernährung, so, wie in diesem Buch beschrieben.

- **Carotinoide** sind enthalten in: Möhren, Paprika, Aprikosen, Tomaten, Kürbissen und weiteren Obst- und Gemüsearten.
- **Flavonoide** sind enthalten in: Zitronen, Grapefruits, Blutorangen, gelber und roter Paprika, schwarzen Johannisbeeren, Heidelbeeren, Holunderbeeren, Fenchel, Kopfsalat, dunklen Kirschen, Tomaten und qualitativ gutem Bio-Rotwein. (ca. ⅛ Liter pro Tag).
- **Phenolsäuren** sind enthalten in: Grünkohl, Weißkohl, Broccoli, Tomaten, Paprika, Karotten, Ananas, Mandeln und verschiedenen Getreidearten (z.B. Hafer, Hirse, Vollwertreis).
- **Sulfide** sind enthalten in Zwiebeln, Lauch und Schnittlauch.
- **Terpene** sind enthalten in: Orangen, Grapefruit, Zitronen, Kümmel, Fenchel, Anis, Basilikum.
- **Phytosterine** sind enthalten in: Avocados, Kürbiskernen, Sonnenblumenkernen, Getreidekeimen (z.B. Weizenkeimlinge und Weizenkeimöl), Mandeln, Nüssen, kaltgepressten, nicht raffinierten Pflanzenölen (wie Olivenöl 1. Pressung), Sesamsamen.
- **Saponine** sind enthalten in: Hülsenfrüchten, Spinat, Spargel und Rote Bete.
- **Clucosinolate** sind enthalten in: Senf, Meerrettich, Kohl, Broccoli, Gartenkresse, Rettich und Radieschen.
- **Protease Inhibitoren** sind enthalten in: Linsen, Vollwertreis, Hafer, Gartenerbsen, Kartoffeln, Mungobohnen und Maisprodukten.
- **Phytoöstrogene** sind enthalten in: Leinsamen, Linsen, Hafer, Sesamsamen, Oliven, Kürbiskernen, Weizenkeimöl, Weizenkeimlinge, Knoblauch, Zwiebel, Reis, Fenchel.

Bio – Pflanzen- und Verjüngungsstoffe

Eine Kurzübersicht

Ihre sanften Heilwirkungen im Organismus

Umfassende Bio-Zellschutz- und Verjüngungsfaktoren.
Sie haben eine vitalisierende, vorbeugende, regenerierende und verjüngende Wirkung auf die Körper- und Gehirnzellen und sind für jedes Alter empfehlenswert.

Sie sind enthalten in

einer vielseitigen, lactovegetabilen und biologischen Vollwerternährung bestehend aus: Rohem und schonend gedünstetem Gemüse, milchsaurem Gemüse und Gemüsesäften, frisch gepressten Gemüsesäften, frischen grünen Kräutern und grünen Frischpflanzensäften, reifem Obst, Hülsenfrüchten wie Linsen, Bohnen, Kichererbsen, Getreide wie Hafer, Hirse, Amaranth, Vollwertreis, pflanzlichen Ölen (1. Pressung), verschiedenen Pflanzenmilcharten wie Mandel-, Haselnuss- oder Sesammilch.

Das seelische Verhalten ist mitbestimmend für die Auswertung im Darm

Nur resorbierte Pflanzenstoffe können in den Körper- und Gehirnzellen ihre vielseitigen Heilwirkungen entfalten.
Die verbesserte Auswertung und Resorption vom Darm in das Blutsystem wird über die Naturgesetze auch durch das seelische Verhalten maßgeblich beeinflusst.

Pflanzenstoffe und Seelenheilkunde

Eine seelische Verhaltenskorrektur ist die Lösung zur besseren Auswertung der Bio-Pflanzenstoffe im Darm. Das Leben bietet diesbezüglich täglich eine Fülle von Lernmöglichkeiten. Wenn man sehr wach und bewusst durch den Tag geht, darf man mehr Zusammenhänge für seine persönliche Lebenssituation erkennen. Eine heitere und positive Grundeinstellung zum Leben sowie vermehrte Dankbarkeit und Wertschätzung gegenüber den Mitmenschen sind nicht nur Balsam für die Seele, sondern haben beispielsweise auch einen regenerierenden Einfluss auf das Verdauungssystem.

Vor allem eine bessere Energienutzung und Zeiteinteilung im Tages- und Nachtrhythmus sowie das realistische Auswerten der persönlichen Tagesereignisse im zwischenmenschlichen Miteinander können eine große Hilfe zur Selbsterkenntnis, besseren Entscheidungsfindung und seelischen Verhaltensänderung sein. Jedes Miteinander birgt die Chance zum sozialen Lernen und zur persönlichen Weiterentwicklung. Auch das »Vergeben« gehört dazu, denn wer Groll, Ärger, Vorwürfe etc. gegenüber anderen loslassen kann – wer also nicht »nachträgt«, trägt auch im Darm nichts nach. Wenn wir diese und andere Lebensschulen mit Mut zu lösen beginnen, haben wir es gesundheitlich, zwischenmenschlich und beruflich leichter im Leben. Und die zugeführten Bio-Pflanzenstoffe können im Darm mithilfe der Enzyme besser ausgewertet und so über die Darmzotten vermehrt ins Blutsystem resorbiert werden. Dies wiederum trägt nachhaltig zu einem intensiven Schutz der Körper- und Gehirnzellen sowie zur Verjüngung bei.

Ein starkes Immunsystem als Basis für körperliche und seelische Gesundheit

Ein gut funktionierendes Immunsystem hält den Körper gesund und vital. Das Immunsystem (lat. immunis = frei, unberührt) spielt eine zentrale Rolle bei der Gesund- und Jungerhaltung unserer Körper- und Gehirnzellen. Bestehend aus Milliarden von Zellen, den so genannten Lymphozyten, und Antikörpern, bildet es eine eigene Welt in unserem Organismus. Ununterbrochen versuchen Bakterien, Viren, Pilze und Parasiten, die sich in der Atemluft, in den Nahrungsmitteln, auf der Haut und auch im Körper selbst (z.B. im Verdauungssystem) befinden, in unseren Körper einzudringen. Die »Schutzpolizei« eines abwehrstarken Immunsystems kann diese Krankheitserreger und Fremdstoffe präzise erkennen und unschädlich machen. Jedoch bedarf es unserer aktiven Unterstützung, um das Immunsystem bis ins hohe Alter stabil und funktionstüchtig zu erhalten.

Der Organismus verfügt über einige tragende Säulen, die immunbiologische Aufgaben haben. Der Aufbau des Immunsystems ist sehr komplex. Es gibt spezielle, aber auch allgemeine Abwehraufgaben, die von Thymus und Milz, Knochenmark, Lymphknoten, Mandeln, Blinddarm und dem lymphatischen Gewebe des Darms erfüllt werden.

In fast allen Zellen und Geweben des Organismus sowie in den Körpersäften befinden sich spezielle Immunzellen, die eng miteinander kooperieren. Gemeint ist das sanfte und präzise Zusammenspiel zwischen den Zellen der spezifischen und unspezifischen Abwehr. Ist diese Abwehr geschwächt, wird die Immunreaktion des Organismus bei Kontakt mit Krankheitserregern oder Fremdstoffen nur noch unzureichend ausgelöst.

Ein geschwächtes Immunsystem kann sich in den unterschiedlichsten Symptomen zeigen:
Infektanfälligkeit, immer wiederkehrende Krankheiten und Erkältungen, chronische Erkrankungen, Leistungs- und Energieverlust, Pilzbefall, Juckreiz, Zell- und Lymphveränderungen, Verdauungsstörungen, Durchfälle, Gewichtsabnahme, Schleimhautveränderungen und Schmerzen.

Faktoren, die das Immunsystem schwächen und zur Energiereduzierung in den Zellen führen können, sind:

- Nährstoffarme Ernährung, in der dauerhaft bestimmte Mikronährstoffe wie z.B. Mineralstoffe, Spurenelemente und Vitamine fehlen. Dazu zählen verarbeitete, raffinierte und denaturierte Nahrungs- und Genussmittel wie z.B. weißes Brot, Gebäck, Süßigkeiten, Pommes frites, Fertigsaucen und Fertiggerichte, erhitzte und ranzige Fette;
- Koffein, Teein, Nikotin, Alkohol;
- Lebensmittelzusatzstoffe (Farb-, Aroma-, Haltbarkeits- und Geschmacksstoffe);
- ein geschwächtes und degeneriertes Verdauungssystem, allgemeine Stoffwechselstörungen;
- häufige Infekte und chronische Infektherde (Zähne, Mandeln, Lymphknotenschwellungen);
- Umweltgifte, UV-Strahlen, Pestizide, Antibiotika, Chemotherapeutika, generell die meisten Arzneimittel, chronische Schlafstörungen, ungenügende Nachtregeneration;

Die genannten Nahrungs- und Genussmittel fördern im Übrigen auch den vorzeitigen Alterungsprozess der Körper-, Haut- und Gehirnzellen.

Ernährungsmedizinische Hilfen, die das Immunsystem stärken und den Alterungsprozess verlangsamen können:

- Tägliche morgendliche Entschlackung und Reinigung des Verdauungssystems, regelmäßige natürliche Darmsanierung;

- Vermeidung der oben beschriebenen krankheitsfördernden Nahrungs- und Genussmittel;
- symbiosefreundliche Ernährung bestehend aus erntefrischem Gemüse, grünem Blattgemüse, reifem Obst, Vollkorngetreide (Reis, Hafer, Amaranth, Hirse), Maispolenta, Samen und Nüssen, Keimlingen und Sauermilchprodukten, die den Organismus ausreichend mit natürlichem Vitamin A, C, E, dem gesamten Vitamin-B-Komplex sowie Selen, Eisen und Zink versorgen;
- Frischpflanzensäfte (Knoblauchsaft, Bärlauchsaft, Echinaceasaft) verbessern die Reaktionsfähigkeit und Präzision der Immunzellen und unterstützen die Eliminierung bereits im Darm eingedrungener Bakterien;
- frisch gepresste Gemüsesäfte, Knoblauch, Zwiebeln, Bärlauch, Meerrettich, Brunnenkresse;
- Bactisubtil-Kapseln (Bacillus Subtilis) erhöhen die Immun- und Abwehrkraft im Organismus. Auch bei Spaziergängen in Laubwäldern (vor allem im Spätherbst, wenn die Blätter schon gefallen sind) können diese Mikroorganismen über das Bronchial- und Lungensystem aufgenommen werden;
- täglich flüssige Bierhefe: Gluthation, Liponsäure und viele andere immunspezifische Mikronährstoffe in flüssiger Bierhefe (mit Vitamin C aus frisch gepressten Zitronen, Grapefruits oder Blutorangen) und etwas dunklem Muttersaft aus schwarzen Johannisbeeren, Holunder- oder Heidelbeeren sind ein hervorragendes Heilmittel zur Vitalisierung des Immunsystems;
- ausreichend Schlaf als wesentlicher Gesundheits- und Verjüngungsfaktor (»Jede Nacht ist eine Regenerationsnacht!«);
- täglich ausreichende Flüssigkeitszufuhr (Wasser, Kräutertees, frisch gepresste Gemüsesäfte, milchsaure Gemüsesäfte, grüne Kräutergetränke etc.);
- tägliche Spaziergänge in reiner Wald-, Berg-, Wiesen-, Park- oder Meeresluft (mindestens 30 bis 60 Minuten) und regelmäßige Bewegung, aber kein Sportfanatismus;

- Ruhepausen, Gelassenheit und Entspannung fördern die Harmonie und Regeneration des kompletten Immunsystems.

Die genannten Lebens- und Gesundheitsmittel halten auch den gesamten Zellenstaat, also Körper und Gehirn, länger gesund, vital und jung.
Aber auch das seelische Verhalten im zwischenmenschlichen Bereich hat einen intensiven Einfluss auf die Präzision der Immunzellen. Im Folgenden wollen wir uns daher ein wenig näher mit der Psychosomatik des Immunsystems beschäftigen.

Seelische Grundlagen des Immunsystems

Psychische Einflüsse auf das Immunsystem sind seit längerem bekannt. So weiß man beispielsweise, dass das Immunsystem durch eine positive Lebenseinstellung, Offenheit, Mut und Selbstvertrauen gestärkt wird. Stress, Ängste, seelische Verletzungen und Depressionen dagegen schwächen es eher. Die innere psychische Stabilität bestimmt den Gesundheitszustand des Immunsystems. Diese Stabilität kann nur durch den richtigen Umgang im zwischenmenschlichen Miteinander und auch mit sich selbst (Selbstliebe) erworben werden.

Seelische Ursachen, die das Immunsystem schwächen können:
- Überanstrengung, Dauerstress, ständige Überbelastung, Zeitdruck, Hektik;
- unglückliche zwischenmenschliche Beziehungen, Depressionen, negative und belastende Gefühle wie z.B. Sorgen, Ängste, Kummer, ständiger Groll, Wut, Streit, Hass;
- negative Lebenssicht als Energieräuber und seelische Volkskrankheit Nr. 1.

Negative Gedanken machen krank und schwächen das Immunsystem: Wer häufig grübelt, sich Sorgen macht und dabei in ein »seelisches Loch fällt«, läuft Gefahr, sein Immunsystem zu schwächen. Negative Gefühle verursachen Stress, der die Arbeit des Immunsystems beeinträchtigt. Dr. Richard Davidson von der Universität von Wisconsin/Madison hat Beweise dafür, dass negative seelische Verhaltensprozesse Einfluss auf unsere körperliche Gesundheit nehmen. Je positiver und aufbauender wir denken, umso positiver wird unser Immunsystem aufgeladen und kann uns vor Krankheiten schützen.

So können Allergien entstehen: Die enge Kooperation der Zellen des Immunsystems weist darauf hin, dass jeder auf den anderen angewiesen ist, jeder kann durch den anderen gewinnen, lernen und weiterkommen. Das scheinbare Freund-Feind-Verhältnis ist immer dann gestört – körperlich und seelisch –, wenn in den zwischenmenschlichen Beziehungen Hilfen und Hinweise zur persönlichen Weiterentwicklung nicht erkannt, sondern bekämpft werden. Das Lebenstraining, die Bearbeitung und das Lösen von Konflikten, ist jedoch Voraussetzung für ein gesundes Immunsystem. Wenn man ständig gegen seine Lebensschule kämpft und im zwischenmenschlichen Bereich mit starken Aggressionen reagiert, kann dies dazu führen, dass die Immunzellen aus dem Gleichgewicht geraten und sich die Aggressionen nach innen, d.h. gegen sich selbst richten. Dies führt zu Irritationen im Immungeschehen und zu einer möglichen, psychosomatisch bedingten Histaminausschüttung und kann zu allergischen Reaktionen führen. Harmloses und oftmals Hilfreiches wird dann oft als Bedrohung empfunden und bekämpft. Man reagiert überempfindlich.
Wenn wir seelisch gesund bleiben wollen, geht es nicht darum, den Unannehmlichkeiten aus dem Weg zu gehen, sondern den guten Umgang mit ihnen zu lernen. Das scheinbar Negative und Unangenehme gilt es nicht zu bekämpfen, sondern zum Fortschritt zu nutzen. Um stabil zu werden, bedarf es auch ei-

ner vergebenden Haltung hinsichtlich scheinbarer Lebensfehler. Egal, wie unbequem sie sein mögen: Man kann aus ihnen lernen, sie dienen der Erkenntnis und damit dem persönlichen Weiterkommen.
Ein schwaches, labiles Immunsystem deutet möglicherweise auch auf die eigene Bequemlichkeit hin. Das Abwehrsystem »schläft« sozusagen, man wird anfällig für Krankheiten, ebenso wie für Versuchungen (Tagtraum-Ideen). Eigeninitiative, Selbstverantwortung, Mitdenken, Mut zu guten Entscheidungen erhöhen stattdessen das Energiepotential und stärken das Immunsystem. Im Immunsystem kann sich auch niederschlagen, ob man wählerisch ist oder nicht. Wer nicht »nein« sagen kann, mit seiner Lebensenergie leichtfertig umgeht, alles mitmacht und auf sich einströmen lässt (belastende Kontakte, zeitraubende Mitgliedschaften, energieraubende Gespräche, überflüssige Veranstaltungen sowie unwesentliche Radio- und Fernsehprogramme), bekommt dies möglicherweise auch über ein entsprechend arbeitendes Immunsystem zu spüren.

Es gilt, das psychosomatische Wechselspiel zu erkennen: Das hochsensible Immunsystem reagiert sehr empfindlich auf jede seelische Disharmonie und jedes Fehlverhalten im Leben eines Menschen. Jeder ungelöste Konflikt und jedes verdrängte Problem kann je nach Sensibilität einer Person zu Fehlsteuerungen in den Zellen des Immunsystems führen und so Krankheiten und Funktionsstörungen im Organismus Tür und Tor öffnen. Diese Erkenntnis beruht auf psychoimmunologischen Forschungen. Grundsätzlich lassen sich im Bereich des Immunsystems folgende psychosomatische Reaktionen feststellen:

- Je konfliktbeladener und disharmonischer zwischenmenschliche Beziehungen sind, desto störungsanfälliger und schwächer arbeitet das körperinterne Zell- und Immunsystem.
- Je harmonischer, friedvoller und glücklicher die Basis zwischenmenschlicher Beziehungen ist, desto präziser und verlässlicher funktioniert das gesamte Zell- und Immunsys-

tem. Glückliche Beziehungen können die Lebenserwartung erhöhen.

Folgende seelische Verhaltensstrukturen führen zur Energievermehrung in den Immunzellen. Sie können in Verbindung mit einer hochwertigen Zellernährung das empfindliche Abwehrsystem stabilisieren und langfristig zur Vitalisierung und Verjüngung der Körperzellen beitragen:

- Liebe, die frei ist von Erwartungen, Bedingungen, Vorhaltungen und Forderungen an die Mitmenschen, Ehrlichkeit zu sich selbst und seinen Gefühlen
- Mut zu persönlichen energiefördernden Entscheidungen
- Dankbarkeit, Wertschätzung sowie sich selbst und seinen Mitmenschen uneingeschränkt vergeben
- Zeit und Energie sinnvoll zur positiven Weiterentwicklung der Persönlichkeit nützen
- Im Hier und Jetzt leben und so sein Verhalten klarer wahrnehmen und daraus lernen
- Neutraler und toleranter werden und nicht krankhaft für die Mitmenschen denken
- Positive Lebenssicht: Frei werden von einem negativen Denk- und Sprechverhalten
- Innerer und zwischenmenschlicher Frieden
- Glückliche Beziehungen und Lebensfreude

Erfahren Sie das Wunder der Selbstliebe und lösen Sie so seelische und körperliche Blockaden, die durch Ängste, Sorgen, Kummer, Negativität, Minderwertigkeitsgefühle und Fremdbestimmung entstanden sind. Erst dann sind Sie wirklich frei, auch Ihre Mitmenschen so zu akzeptieren, anzunehmen und zu lieben, wie sie sind. Die Folge ist: Ihr Immunsystem wird und bleibt stabil und leistungsstark.

»Liebe ist, wenn sich das Negative in einem auflöst.«

Jede Nacht ist eine Regenerations- und Verjüngungskur

Länger jung, gesund und vital bleiben, relativ unverbraucht durchs Leben gehen, muss kein Traum sein, sondern kann tatsächlich Realität werden. Dies zählt jedoch nur für Menschen, die ihr Leben nach den Ordnungs- und Regenerationsprinzipien der Natur- und Lebensgesetze ausrichten. Der Mensch hat von Gott einen freien Willen bekommen und kann selbst entscheiden, welchen Lebensweg er geht. Im Einklang mit der Natur und ihren Gesetzen zu sein bedeutet auch, den Tag- und Nachtrhythmus anzuerkennen und sich beispielsweise ausreichend Schlaf zu gönnen. Denn: Die Nacht ist für die Energieaufladung und Vitalisierung des gesamten Organismus da.
Auf meinen Seminaren gilt das Motto: »Jede Nacht ist eine Regenerationsnacht.« Wer diese Weisheit in sein tägliches Leben mit einbaut, wird das nur bestätigen können. Die Erholung und Regeneration der Körper- und Gehirnzellen sowie des Immun-, Hormon- und Nervensystems erfolgt fast ausschließlich während des Nachtschlafes.
Zu wenig Schlaf jedoch fördert den Degenerationsvorgang der Haut- und Bindegewebszellen. Vor allem in Verbindung mit stoffwechselstörenden Nahrungs- und Genussmitteln und einem negativen seelischen Verhalten. Und: Schlafmangel beschleunigt den vorzeitigen Alterungsprozess!
Das haben, wie die Ärzte-Zeitung berichtet, Wissenschaftler der Universität Chicago bei Versuchen mit jungen Menschen festgestellt. Schliefen sie fünf Nächte nur jeweils vier bis fünf Stunden, so verschlechterte sich die Glucosetoleranz und der Cortisonspiegel im Blut stieg an. Dies sind Symptome, wie sie im Alter auftreten. Die Forscher folgern daraus, dass chronischer Schlafmangel das Auftreten von Erkrankungen wie Diabetes, Bluthochdruck, Übergewicht, Gehirndegeneration und

Gedächtnisstörungen beschleunigen oder den Schweregrad dieser Erkrankungen verstärken kann. Dies sind typische Erscheinungen vorzeitigen Alterns und fehlender Nachtregeneration (Quelle: Reform-Rundschau 7/2000).
Menschen, die regelmäßig spät zu Bett gehen und dadurch am darauffolgenden Tag meist zu spät aufstehen, stoßen übrigens häufig auf mehr Störungen und Hindernisse in ihrem Lebensablauf.

Folgende positive Auswirkungen können aber bei regelmäßig ausreichender Schlafzeit (ca. 7,5 bis 8 Stunden) beobachtet werden:

- Bei Menschen, die einen täglich gesunden und tiefen Schlaf haben, bleiben Haut- und Bindegewebszellen länger jung und elastisch. Der Alterungsprozess der Haut wird verlangsamt.
- Es gibt spezielle naturgesetzliche Erholungszeiten. Die intensivsten Regenerationsvorgänge im Organismus beginnen kosmisch betrachtet in der frühen Schlafphase in der Zeit ab 21.00 Uhr. Dies bietet die besten Voraussetzungen zur Verjüngung, Regeneration, Vitalisierung und Energieaufladung aller Zellen.
- Ein stabiles Immun- und Hormonsystem ist Voraussetzung für Gesundheit, Vitalität und seelische Ausgeglichenheit. Die regelmäßige Nachtregeneration ist gerade bei diesen Organsystemen eine wesentliche naturgesetzliche Heilmaßnahme. Diese Prinzipien der Nachtregeneration gelten für Frauen jeder Altersstufe.
- Das Gehirn und Nervensystem hat einen hohen Bedarf an Erholung. Deshalb ist die richtige Nachtregeneration besonders heilkräftig für die Steuer- und Schaltzentrale des Körpers. Wenn das Gehirn als Vermittlungsorgan und Bindeglied zwischen körperlicher und seelischer Welt präzise funktionieren soll, braucht es die regelmäßige Energieaufladung und Regeneration während der Nacht. Dies fördert –

aufgrund der besseren Konzentration und Entscheidungsfindung – in hohem Maße die gesundheitliche und seelische Entwicklung des Menschen. Darüber hinaus werden geistige Wachsamkeit und intuitive Klarheit verbessert.

- Das Wachstumshormon (STH = Somatotropes Hormon) hat zentrale Funktionen im Organismus. Es regelt allgemein die Regeneration des Körpers. Weitere entscheidende Faktoren sind z.B. die Steuerung der Gewebs- und Bindegewebsfunktionen sowie die Synthese von Proteinen und Nukleinsäuren. Besteht ein Mangel oder fehlt gar das Wachstumshormon STH, beginnt der vorzeitige Alterungsprozess des Zellenstaates. Ausreichend gesunder Schlaf fördert in der Hypophyse die Ausschüttung des Wachstumshormons und verlangsamt den Alterungsvorgang der Zellen. Die Prozesse der Ausschüttung von Wachstumshormon laufen vor allem in der Zeit vor Mitternacht ab. Deshalb ist das rechtzeitige Zu-Bett-Gehen (spätestens um 21.30 Uhr) so wesentlich.

  Auch wenn viele heutzutage gern die Nacht zum Tag machen und durch gesellschaftliche Aktivitäten, berufliche Verpflichtungen, häusliche Erledigungen etc. dem scheinbar nicht nachkommen können, muss klar sein, dass dann bestimmte Regenerationsprozesse nicht einsetzen – mit entsprechend gesundheitlichen Folgen. Denn das Gehirn kann nicht mehr genügend Energie aufladen und wird in seinen Funktionen auf Dauer beeinträchtigt. Bitte bedenken Sie einmal in aller Ruhe diese Faktoren und entscheiden Sie sich für Ihre Gesundheit.
- Das Wachstumshormon STH wird im Vorderlappen der Hypophyse produziert. Diese Drüse hat ihren Sitz im Gehirn. Sie ist für die einwandfreie Funktion des gesamten Hormonsystems im Körper verantwortlich. Eine präzise Arbeitsweise dieser zentralen Drüse hängt maßgeblich von der Nachtregeneration ab. Die Energieaufladung in der ersten Schlafphase von 21.00 Uhr bis 24.00 Uhr ist deshalb für das

Gehirn und die Hypophyse von besonderer Bedeutung. Die »tägliche Nachtregeneration« ist also eine äußerst wertvolle Maßnahme, um länger jung, schön und gesund zu bleiben.

- Aus der Aminosäure Tryptophan wird mithilfe der Naturgesetze der schlaffördernde Stoff Serotonin gebildet. Wertvolle natürliche Eiweißquellen (wie z.B. Linsen, Bohnen, Vollwertreis, Hirse, Bio-Sauermilchprodukte usw.) während des Tages decken den normalen Bedarf an Tryptophan und dem daraus gewonnenen Serotonin und unterstützen den nächtlichen Regenerationsschlaf.
- Das Hormon Melatonin verlangsamt den Alterungsprozess der Körper-, Haut- und Gehirnzellen. Dieses Verjüngungshormon wird überwiegend in der ersten Nachthälfte ab ca. 21.00 Uhr im Organismus produziert. Die Produktion dieses Hormons läuft über die Steuerung der Zirbeldrüse im Gehirn. Während des Tages und auch bei Aufenthalt in hellen Räumen während des Abends wird Melatonin nicht oder nur ungenügend produziert. Wer sich also spätestens um 21.30 Uhr mit Freude zur Ruhe begibt und einschläft, erfährt jede Nacht eine intensive Melatoninproduktion und gleichzeitig eine wohltuende Erholung und Regeneration seines Hormon-, Immun- und Nervensystems. Man kann dadurch den neuen Tag wesentlich ruhiger, gelassener und optimistischer angehen.

  In den frühen Morgenstunden ab ca. 3.00 bis 4.00 Uhr wird die Produktion dieses Verjüngungshormons langsam eingestellt. Nahrungs- und Genussmittel, die den Stoffwechsel negativ beeinflussen sowie Medikamente sind eine Störung für die Präzision der Zirbeldrüse und die lebenswichtige Melatoninproduktion. Eine heilungsfördernde Zellernährung jedoch – so wie in diesem Buch beschrieben – sowie positives Verhalten und Denken fördern die Gehirnregeneration und Melatoninproduktion.
- Die Produktion des Vital- und Verjüngungsstoffes DHEA unterliegt nahezu den gleichen Voraussetzungen wie die des

Hormons Melatonin. Auch hier ist die erste Schlafphase ab 21.00 Uhr für die Herstellung von wesentlicher Bedeutung. Je früher die Nachtregeneration beginnt, desto mehr Gesundheits- und Verjüngungsstoffe werden gebildet, die der Organismus für den folgenden Tag zur Verfügung hat. DHEA (Dehydroepiandrosteron) enthält auch den Verjüngungsfaktor Squalen, der die Faltenbildung der Haut verlangsamen kann, damit sie länger weich, geschmeidig, elastisch und jung bleibt. Natürliches Vitamin C, Kürbiskerne, Olivenöl, Weizenkeimöl, flüssige Bierhefe und Avocados stimulieren außerdem die Bildung des Verjüngungshormons DHEA.

- Die regelmäßige Energieaufladung während der Nacht kann in Verbindung mit einer hochwertigen Zellernährung den Senilitätsprozess sowie die Entstehung von Alzheimer verhindern. Denn alle wesentlichen Regenerations-, Gesundheits- und Reparaturprozesse im Hochleistungscomputer namens Gehirn beginnen vornehmlich in der ersten Nachthälfte ab ca. 21.00 Uhr. In dieser Zeit erfahren die Gehirnzellen die wichtigste Aufladungs- und Erholungsphase.
- Wie man sich bettet, so liegt man: Das ideale Bett, die richtige Matratze aus Naturmaterialien und ein ruhiger und friedvoller Schlafplatz bieten gute Voraussetzungen für einen erholsamen Schlaf. Die eigenen Gefühle sind ein wesentlicher Gradmesser dafür, ob man sich an seinem Schlafplatz wohl fühlt. Sollte dies nicht der Fall sein, so wechsle man den Schlafplatz so lange, bis er stimmig ist.
- Frische Luft zur Regeneration von Körper- und Gehirnzellen ist ein weiterer Vitalitätsfaktor. Deshalb sollte man je nach Gefühl entweder die Fenster öffnen oder kippen. Es empfiehlt sich, am Abend noch einen angenehmen, ausgleichenden und entspannenden Spaziergang in frischer Luft ca. ½ – 1 Stunde vor dem Zu-Bett-Gehen zu genießen.
- Die Abendmahlzeiten sollten leicht verdaulich und bekömmlich sein, sowie mit Freude eingenommen werden. Siehe auch Seite 255 ff.

- Den Tag mit innerem Frieden und seelischer Harmonie beenden. Am Abend sollten keine belastenden Fernsehprogramme gesehen und keine Streit- und Konfliktgespräche geführt werden. Eine Stunde vor dem Zu-Bett-Gehen kann man noch eine Tasse Bio-Kräuter- oder Schlaftee mit ½ Teelöffel Akazienhonig trinken. Dies fördert einen gesunden Schlaf.
- Ein stilles Gebet oder ein Zwiegespräch des Dankes kurz vor dem Einschlafen ist ein Segen für alle Körper- und Gehirnzellen. Es gibt jeden Abend 1000 Gründe, um zu danken. Und ein dankbares Herz ist immer nahe bei Gott. Ein Gebet vertreibt energieraubende Gedanken der Ablenkung, der Sorgen, des Grübelns und führt zu mehr Selbstliebe und innerem Seelenfrieden. Dies fördert auf sanfte und wirksame Art die innere Harmonie, Schlafbereitschaft sowie die verjüngenden und regenerierenden Faktoren im Gehirn.

Mehr Selbstverantwortung für das eigene Leben ist also der neue Weg des Heilens und Vitalisierens. Wer seinen Körper liebt und jede Nacht als Erholungs- und Regenerationsmaßnahme nützt, bleibt wesentlich länger gesund, vital und leistungsfähig. Rechtzeitig zu Bett gehen und früh morgens aufstehen macht den Menschen auf Dauer gesund und glücklich. Wie wahr und segensreich ist doch diese alte Lebensweisheit.

Kennen Sie die Philosophie vom »Engelszug«?
Sie besagt, dass dieser am Abend um 21.30 Uhr im »Bahnhof des gesunden und glücklichen Lebens« abfährt. Wer in diesen Zug rechtzeitig einsteigt und mitfährt, bekommt mehr Energie und Regeneration für seine Körper-, Haut- und Gehirnzellen. Dies ist eine sehr gute Ausgangsbasis für den folgenden Tag. Das Einsteigen und Mitfahren mit dem Engelszug ist die Symbolik für das rechtzeitige Zu-Bett-Gehen und die gute Nachtregeneration. Wie die Geschichte am nächsten Morgen mit dem Engelszug weitergeht, erfahren Sie im folgenden Kapitel.

Die positive Morgenstunde

Jeder Tag sollte ein Gesundheitstag sein – und ein guter Tag beginnt mit einem guten Start am Morgen. Gleich morgens nach dem Aufstehen sät man die Saat für den gesamten Tag. Eine alte Weisheit besagt: »Morgenstund hat Gold im Mund.«

Nach erfolgter Nachtregeneration, Aufladung und Erholung aller Körper- und Gehirnzellen beginnt nun eine neue Phase für den Menschen und dies ist der Aufbruch in den neuen Tag. Er sollte mit Freude, Schwung und Optimismus beginnen. Wer früh aufsteht, hat es an diesem Tag in allen Lebensbereichen leichter. Der Tagesablauf sowohl im Privat- wie auch im Berufsleben verläuft angenehmer und besser.

Die erste Stunde am Morgen, und zwar unmittelbar nach dem Aufstehen(!), ist dabei die Wichtigste, denn sie ist die so genannte Saatstunde für den Tag. Sie trägt wesentlich zu einem gesunden, erfolgreichen und glücklichen Tagesverlauf bei.

An jedem Tag begleitet uns das Naturprinzip von Ursache und Wirkung. Ich habe bereits mehrfach in diesem Buch darauf hingewiesen, dass die Natur- und Lebensgesetze unsere Freunde, Helfer und Förderer sind, wenn wir mit ihnen zusammenarbeiten und dies gilt eben in besonderem Maße für die erste Stunde am Morgen. Denn am frühen Morgen beginnt die Feinprogrammierung des Gehirns, und dies führt in der Folge auch zu besseren Entscheidungen und zur Feinabstimmung im Tagesablauf. Am frühen Morgen wird die Saat für Gesundheit, Glück und Lebensfreude gestreut. Deshalb sollte man vor allem unmittelbar nach dem Aufstehen und in den weiteren zwei bis drei Stunden alle Tätigkeiten mit Freude und höchster Konzentration durchführen. Eine weise Lebenshaltung, die wesentlich mehr Wachsamkeit verleiht und den ganzen Tag über reiche Früchte trägt.

// *Konzentration vermehrt die Zellenergie.*

Nutzen wir also bewusst die einfachen Abläufe und Tätigkeiten des Morgens und bauen sie als Wachsamkeitsübungen ein. Wie könnten nun einige solcher einfachen und wirkungsvollen Konzentrationsübungen am Morgen unmittelbar nach dem Aufstehen aussehen?

- Bewusst und konzentriert aus dem Bett steigen.
- An der Bettkante sitzend, sich bei Gott und dem Universum für diesen neuen und wundervollen Tag bedanken.
- Um Führung, Schutz und Entscheidungshilfen bitten. Positive und aufbauende Wünsche für diesen Tag äußern. Was steht an? Was möchte ich bearbeiten?
- Sich an diesem Tag für die Energie und Frequenz der Liebe entscheiden. Dies bedeutet, sich mit Freude um ein energieförderndes Verhalten bemühen. Dies ist die höchste Form der Energie und hat die intensivste Heil- und Regenerationskraft. Deshalb lohnt es sich, diese Saat jeden Morgen zu säen.
- Sich selbst und seinen Mitmenschen für etwaige Lebens- und Verhaltensfehler vergeben. Diesen einen Tag ganz neu und unbelastet beginnen. Die Vergangenheit ist vorbei.
- Bewusst die Füße in die Hausschuhe geben und die ersten Schritte konzentriert gehen.
- Sollte sich auf dem Weg zum Bad, zur Toilette eine Treppe befinden, nützen Sie sie zur Wachsamkeitsübung. Denn es ist eine wunderbare Konzentrationsübung, Stufe für Stufe hellwach und bewusst zu gehen. Bewusste Konzentration beim Treppensteigen sollte ein Symbol für das ganze Leben werden. Denn durch das Bemühen um vermehrte Wachsamkeit fließt dem Menschen die meiste Energie zu.
- Sollte eine Türe geöffnet werden müssen, den Türgriff bewusst in die Hand nehmen und öffnen.
- Auf der Toilette bewusst den WC-Deckel öffnen und sehr konzentriert beim Wasserlassen sein.
- Bewusst mit der Hand den Spülknopf drücken.
- Alle Utensilien, die zum Zähneputzen, Rasieren etc. benötigt werden, konzentriert in die Hand nehmen.

- Bewusst und gründlich den Mund mit Wasser ausspülen und anschließend zur sanften Reinigung des Verdauungssystems das erste Glas Wasser (handwarm) nicht nur trinken, sondern genießen.
- Anschließend alle weiteren Tätigkeiten wie Gesichtspflege, Körperreinigung, Rasieren und Ankleiden konzentriert und wachsam durchführen.

Bitte bedenken Sie, dass diese verschiedenen kleinen Konzentrationsübungen am frühen Morgen eine äußerst positive Wirkung auf den Tagesablauf haben. Schalten Sie am Morgen das Radiogerät nicht ein. Sie kommen zu sehr in die Ablenkung.
Der Schwerpunkt liegt beim freudigen Üben. Das tägliche freudige Bemühen um eine bessere Konzentration ist die große seelische Leistung am Morgen. Jede Konzentrationsübung führt zu Energievermehrung in den Körper- und Gehirnzellen und in der Seele:

- Machen Sie in der ersten Morgenstunde nichts automatisch, sondern alles bewusst und konzentriert. Durch mehrere kleine Wachsamkeitsübungen können mit der Zeit im Gehirn Impulse klarer wahrgenommen und dadurch während des Tages bessere Entscheidungen getroffen werden. Und gemäß den persönlichen Entscheidungen verläuft der Tag nach dem Prinzip von Saat und Ernte.
- Bemühen Sie sich schon am Morgen um eine positive, aufbauende Grundeinstellung. Denn bereits diese Lebenshaltung hat eine heilungsfördernde und regenerierende Wirkung auf den Organismus.
- In den ersten Sekunden und Minuten nach dem Aufstehen sollten wir uns auch für ein energieförderndes Verhalten an diesem Tag entscheiden. Denn bereits dadurch gelingt es, Energie und Zeit an diesem Tag besser zu nutzen. Bitte denken Sie an die verschiedenen Ausführungen über die seelische Zellbiologie zu Anfang dieses Buches (Seite 26 ff.). Dort wird geschildert, wie wichtig die Energienutzung und

Energievermehrung durch entsprechendes Verhalten für die Zellregeneration und Zellverjüngung ist. Wahre Schönheit entspringt dem Augenblick.

- Wer sich am frühen Morgen positiv ausrichtet und die erste Morgenstunde bewusst und mit Freude gestaltet, wird im Laufe der Zeit mit einer besseren Intuition belohnt. Denn durch den wacheren geistigen Zustand werden, wie erwähnt, über das Gehirn mehr Impulse und Denkanstöße wahrgenommen. Diese wiederum dienen der besseren Entscheidungsfindung und führen zu einem angenehmeren Tagesablauf. Wer am Abend zu spät ins Bett geht und morgens lange schläft, verfügt in der Regel nicht über ein so frisches und vitales Gehirn. Und deshalb können Impulse und Denkanstöße wesentlich schwerer empfangen werden.
- Stellen Sie sich bitte einmal vor, welch wunderbare und intelligente Kinder und junge Menschen es in der Zukunft geben könnte, wenn diese Prinzipien und Erkenntnisse in den Schulen und Universitäten gelehrt würden! Und was wäre das für eine aufbauende Kettenreaktion, wenn die Eltern als Vorbildfunktion den Segen der positiven Morgenstunde selbst nützten. Leichte, angenehme und spielerisch durchgeführte Konzentrationsübungen am Morgen führen neben der Energievermehrung im Gehirn zur Intelligenzsteigerung – und auf Dauer auch zu besseren Schulnoten.

Belasten Sie Ihre Mitmenschen nicht schon am frühen Morgen mit Negativem. Seien Sie sehr wachsam und überlegen Sie genau, was Sie aussprechen, vor allem bei den ersten Worten und Sätzen nach dem Aufstehen. Das Negative und Belastende am Morgen kann sich zu einer Kettenreaktion für den ganzen Tag entwickeln. Nachfolgend einige Beispiele:

- Negative Sensationen aus Nachrichten und Zeitungen verbreiten.
- Bewertendes Gerede über nicht anwesende Mitmenschen schon am Morgen – eine Qual für den Geist.

- »Ach, ist das Wetter wieder schlecht heute Morgen.«
- »Hast du schlecht geschlafen?«
- »Du siehst aber heute Morgen schlecht aus ... Was ist denn mit dir los?«
- »Morgen soll es schon wieder regnen (obwohl heute schönes Wetter ist).«
- »Gestern habe ich über Frau Meier etwas Neues erfahren. Stell dir vor, sie ist schon wieder schwanger! Ist das nicht unmöglich?«

Alle diese Aussagen und Bemerkungen entstehen überwiegend durch Ablenkung. Und dadurch wird die Fähigkeit um ein wacheres Verhalten am Morgen, in der Folge auch am Vormittag und während des gesamten Tages beträchtlich reduziert. Wer sich selbst und seine Mitmenschen schon am Morgen mit Negativem und Unwesentlichem belastet (Energieverschwendung), der wird es gesundheitlich und seelisch an diesem Tag wesentlich schwerer haben. Denn wer Negatives sät, wird auch Negatives ernten. Und wer möchte das schon wirklich? Aber man schlittert leichter in das Negative, weil es oft schon so programmiert ist und auch gesellschaftlich entsprechend gefördert wird. Doch dadurch verschwenden wir wertvolle Lebensenergie, die Zellen und Gehirn zur Regeneration aber dringend benötigen.
Meist laufen diese Programmierungen unbewusst ab und verselbständigen sich. Die Betreffenden verirren sich dann häufig in Verhaltensweisen, die alles andere als erfreulich sind: Sie mischen sich überall ein, denken auffällig für andere mit, meinen, alles und jedes kritisieren zu müssen, machen Vorhaltungen, stellen Bedingungen und schaffen dadurch mehr Konflikte in sich selbst und im zwischenmenschlichen Bereich. Dies alles sind die unangenehmen Früchte einer überwiegend negativen Lebenseinstellung. Doch der Mensch hat für derartige Verhaltensmuster keine zusätzliche Energie zur Verfügung. Irgendwo muss sie also abgezogen werden – und darunter leidet dann

meist die Regeneration und Vitalisierung von Körper- und Gehirnzellen.

- Ständige Ablenkung und eine negative Lebenssicht führen außerdem zur Intuitionsblockade. Wer diesen Teufelskreis durchbrechen möchte, sollte am Abend früher zu Bett gehen und täglich den Segen der positiven Morgenstunde nützen. Denn wer spät zu Bett geht, hat es am folgenden Morgen schwerer. Und wenn der Start am Morgen nicht richtig verläuft, wird's in der Regel auch während des Tages mühsamer.
- Auch eine negative und stoffwechselstörende Ernährung am Morgen kann auch eine belastende Saat für den Tag bringen. Vor allem Kaffee, Schwarztee, Rauchen, Zucker, Weißmehlprodukte, Farb-, Konservierungs- und Haltbarkeitsstoffe, Fertigmarmeladen, dazu noch die belastenden Negativnachrichten aus Zeitungen und Radio.
- Auch für die Morgenstunde gilt: Durch falschen Energie- und Zeiteinsatz, zu wenig Schlaf und vermehrten Fehlentscheidungen kommt es auf Dauer zu degenerativen und funktionellen Störungen der Körper- und Gehirnzellen. Diese können zu mehr Störungen im Tagesablauf führen.

Ein Beispiel aus dem Alltag:
Der Geschäftsbereich einer großen Firma wird geschlossen. Einigen Mitarbeitern wird angeboten, in den Mutterkonzern zu wechseln, der sich in einem anderen Land befindet. Die Mehrzahl der Mitarbeiter wird jedoch entlassen.
Person A, sie ist Mitte 50, möchte wieder eine neue Arbeitsstelle finden, obwohl sie aus finanziellen Gründen gar nicht arbeiten müsste. Sie bekommt umgehend 3 Stellen angeboten und entscheidet sich für eine. Die Arbeit in der neuen Firma macht ihr großen Spaß und sie ist richtig glücklich damit.
Wie gestaltet sich der Tagesablauf von Person A?
Sie geht regelmäßig am Abend früh zu Bett (ca. 21.30 Uhr) und steht jeden Tag sehr früh auf, auch an Sonn- und Feierta-

gen. Jeden Morgen macht sie einen 30-minütigen Spaziergang, genießt die gute Luft und die wunderbare Natur. Das macht ihr sehr viel Freude.
Ihre ehemaligen Kollegen trifft sie alle 6 Wochen. Die meisten haben noch keine Arbeitsstelle bekommen, obwohl diese viel jünger und von der Ausbildung her besser qualifiziert sind. Auch das Ehepaar B ist dabei. Sie haben noch zwei schulpflichtige Söhne und viele Schulden, da sie ein neues Haus gebaut haben. Beide waren ebenfalls in der Firma beschäftigt und sind nach 3 Jahren immer noch arbeitslos.
Wie gestaltet sich der Tagesablauf von Ehepaar B?
Bei einem Gespräch stellte sich heraus, dass sie am Abend regelmäßig sehr spät zu Bett gehen. (ca. 1.00 bis 2.00 Uhr). Sie schauen jeden Tag Fernsehen bis tief in die Nacht hinein und am Morgen schlafen sie täglich bis ca. 10.00 Uhr. Dann stehen sie langsam auf, schlüpfen in den Jogginganzug, trinken eine Tasse Kaffee und lesen die Tageszeitung. Bevor der Tag für diese zwei Personen beginnt, ist es schon Mittag. Dieser energiereduzierende und für das Gehirn- und Nervensystem sehr belastende Tagesablauf wiederholt sich das ganze Jahr über. Es ist dadurch kaum möglich, klare Impulse und Denkanstöße wahrzunehmen, die zu richtigen Entscheidungen führen würden. Das Haus werden sie wohl laut eigener Aussage finanziell nicht halten können. Dieses Ehepaar befindet sich in einem Circulus vitiosus.

Wir sehen: Das Leben funktioniert nach bestimmten Gesetzmäßigkeiten und Ordnungsprinzipien. Sie wirken zuverlässig und gerecht. Zwischen Person A und dem Ehepaar B zeigt sich ein großer Unterschied im Bereich von Tages- und Nachtrhythmus. Wenn sich im Leben des Menschen etwas verändern soll, ist es wichtig, sich für die natürlichen Ordnungsprinzipien zu entscheiden und sich danach zu verhalten – auch wenn man im Moment nicht genau weiß, was man bei Arbeitslosigkeit, geschäftlichen und finanziellen Schwierigkeiten selbst dazu beitragen kann, damit sich die persönliche Situation verbessert.

Es gibt immer einen Weg, auch wenn es häufig nicht so aussieht. Gehen wir ein, zwei Schritte oder mehr, wird er plötzlich sichtbar, lässt Ziel und Richtung klar erkennen.

Eine Möglichkeit, diesen Weg zu finden, ist das Motiv, innerhalb einer gewissen Tages- und Nachtordnung zu leben. Dies bedeutet, regelmäßig am Abend früh ins Bett zu gehen und am Morgen sehr früh aufzustehen.
Dies mag zwar auf den ersten Blick etwas einfach klingen, doch derjenige, der diese Prinzipien beherzigt, hat es wesentlich leichter im Leben, denn er bekommt mehr Hilfe und Unterstützung von den Natur- und Lebensgesetzen. So ist es auch im Falle der Person A.
Wer sich jedoch in einer ähnlich unangenehmen Situation wie das Ehepaar B befindet, kann jederzeit eine Kurskorrektur vornehmen, seinen guten Willen einsetzen und den Ordnungsprinzipien des Lebens vertrauen lernen. Die, die es versuchen, werden in der Regel positiv überrascht. Im Einklang mit den Natur- und Lebensgesetzen zu leben, schafft wesentliche Voraussetzungen für angenehmere Lebensbedingungen. Gesundheit, Erfolg sowie finanzielle und berufliche Sicherheit beginnen mit dem seelischen Verhalten und dem kosmisch richtigen Energieeinsatz des Menschen.

Fazit: *Ein wertvolles Frühstück, gutes seelisches Verhalten und aufbauendes Denken sind die Lösung für den Start in einen guten Tag.*

- Eine positive Morgenstunde sollte auch mit einem positiven, aufbauenden und zellregenerierenden Frühstück begonnen werden. Es ist für den gesamten Tagesablauf entscheidend, schon am Morgen etwas für die Vitalität und Zellverjüngung beizutragen. Auch die morgendliche Blut-, Lymph- und Bindegewebsentschlackung mit sanften Reinigungsmaßnahmen ist ein wesentlicher Bestandteil für einen guten Start.

- Jeden Morgen die Entscheidung treffen zwischen innerem Frieden und Konflikten. Zwischen einer positiven aufbauenden Lebenssicht oder zwischen Pessimismus und Schwarzmalerei. Zwischen Energienutzung oder Energieverschwendung. Wer jedoch den Morgen zu Konzentrations- und Wachsamkeitsübungen nutzt, wird nach und nach immer bessere Entscheidungen im Sinne der gesundheitlichen, seelischen, beruflichen und zwischenmenschlichen Entwicklung treffen. Zum Segen für sich selbst und seine Mitmenschen.
- Die positive Morgenstunde ist der beste Türöffner für einen guten Tag und ein sicherer Wegweiser zu einem gesunden, glücklichen und erfolgreichen Leben.

Und so geht der »Engelszug« weiter:
Der Engelszug hält morgens um ca. 5.45 Uhr im Bahnhof des Lebens und bringt die Menschen von der Nachtreise sicher und gut an. Von dort geht die neue Reise weiter durch den Tag. Der Engelszug fährt jedoch pünktlich um 6.00 Uhr morgens wieder ab.
Erkennen Sie die Symbolik?
Im ersten und zweiten Teil der Geschichte des Engelszugs (siehe auch Seite 90) sind die heilungsfördernden Ordnungsprinzipien der Natur- und Lebensgesetze für den Tag und die Nacht versteckt.
Wer morgens gleich nach dem Erwachen aufsteht (in der Regel zwischen 5.30 Uhr und 6.00 Uhr), kann voller Optimismus mit dem Engelszug die neue Tagesreise antreten. Wer mit ihm fährt, hat es während des Tages in jeder Beziehung leichter. Den Gästen, die mit dem Engelszug fahren, entstehen keinerlei Fahrtkosten, sie bringen nur ihren guten Willen mit. Entscheiden Sie selbst, wie Sie den Tag beginnen. Sie sind Ihes Glückes Schmied.
Eine gute Reise in den neuen Tag wünscht Ihnen Ihr Engelsteam.

Die tägliche frische Sauerstoffzufuhr vitalisiert das Gehirn und Zellsystem

Das auf der Erde am häufigsten und in größter Menge vorkommende Element heißt Sauerstoff (O2). Er ist ein geschmacks-, farb- und geruchloses Gas und für atmende Lebewesen lebensnotwendig. Er wird mithilfe der Atmungsorgane (Lungen und Bronchialsystem) dem Organismus zur Verfügung gestellt und über das Hämoglobin (roter Blutfarbstoff) mithilfe von Eisen zu den Zellen transportiert. Die Aufnahme von Sauerstoff erfolgt über die Lungenbläschen (Alveolen). Der Organismus gewinnt einen Großteil seiner Energie durch die Verbrennung von Nährstoffen in der Zelle. Daher ist der Körper auf die ständige Zufuhr von Sauerstoff angewiesen, den er zu den Verbrennungsvorgängen benötigt.
Reiner, frischer Sauerstoff ist für alle Körper- und Gehirnzellen der wichtigste, unentbehrliche Energielieferant, der entscheidende Faktor:

- im Zellstoffwechsel;
- bei der Zellatmung innerhalb der Zelle;
- in der Atmungskette der Mitochondrien;
- beteiligt bei der Erzeugung von zellinterner Energie.

Ohne Sauerstoff ist der Mensch binnen 3 bis 7 Minuten klinisch tot. Dies verdeutlicht die zentrale Stellung dieses für die Zellen unentbehrlichen Naturgases als zentrales Lebens-, Regenerations-, Vitalitäts- und Verjüngungsmittel.
Der menschliche Körper besteht aus zwei verschiedenen Aufnahmesystemen:

1. Aufnahme, Aufspaltung und Resorption von festen und flüssigen Stoffen über das Verdauungssystem.
2. Aufnahme und Diffusion von gasförmigen Stoffen (Sauerstoff) über das Bronchial- und Lungensystem. Diffusion be-

deutet: Übertritt des Sauerstoffs in das Blut und von dort in die Zellen.

Feste, flüssige und gasförmige Stoffe sind für die Energiegewinnung und Erhaltung des Lebens unentbehrlich. Die Ernährung der Zellen erfolgt nicht nur durch eine hochwertige feste Zellernährung in Form von Gemüse, Obst, Hülsenfrüchten, Vollwertreis, Getreide usw., sondern vor allem auch über die frische und reine Sauerstoffzufuhr. Darüber hinaus befinden sich in guter Luftqualität weitere für das Auge unsichtbare Mikroelemente, die für die Präzision im Zellstoffwechsel notwendig sind.

Deshalb ist die tägliche Bewegung in sauberer Wiesen-, Wald-, Berg-, See-, Park- oder Meeresluft von wesentlicher Bedeutung. Naturgesetzlich reiner Sauerstoff ist im wahrsten Sinne des Wortes eine unentbehrliche Zellernährung. Durch die Verbrennungsvorgänge in der Zelle entsteht Kohlendioxid ($CO2$), das mithilfe der Ausatmung aus den Zellen an die Außenluft abgegeben wird. Diese Verbrennungsvorgänge und die Abgabe des Kohlendioxids aus der Zelle heraus nennt man die »innere Atmung«, während man als »äußere Atmung« den Gasaustausch zwischen der Außenwelt und den Lungen bezeichnet.

Die tägliche Zufuhr von frischer Luft über das Lungensystem ist demnach Voraussetzung für die präzisen Funktionsprozesse in den Billionen von Körperzellen. Zudem können über die Ausatmung gelöste Schlacken ausgeschieden werden. Selbst die Wirkung von schwer löslichen Schlacken und Giften im Organismus kann durch regelmäßige reine Sauerstoffaufnahme abgeschwächt werden.

Wenn Sie also in Zukunft Ihren täglichen, zügigen Spazier- und Regenerationsgang oder ein »leichtes« Lauftraining durchführen, dann denken Sie bitte daran, welch wichtigen Dienst frischer Sauerstoff für Ihre Körper- und Gehirnzellen leistet und dass Sie auch durch Bewegung in guter Luft den Körper sanft entschlacken können.

Durch das dankbare Wahrnehmen der Schönheit der Natur sowie gute Gedanken und Gefühle während des Spaziergangs wird die Aufnahme und Auswertung des Lebenselixiers Sauerstoff noch verbessert.

> *Im Atemholen sind zweierlei Gnaden:*
> *Die Luft einzuziehen, sich ihrer entladen,*
> *Jenes bedrängt, dieses erfrischt, so wunderbar ist das Leben gemischt!*
> Johann Wolfgang von Goethe

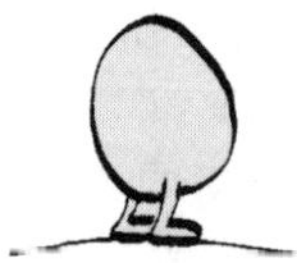

III

Fit – bis in die kleinste Zelle hinein

Bio-Zellmedizin:
Wirksame Heilquellen zur
Regeneration und Verjüngung
der Körper-, Haut- und
Gehirnzellen

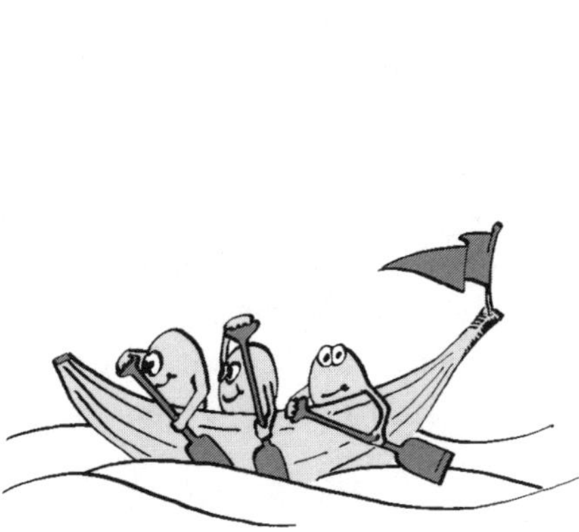

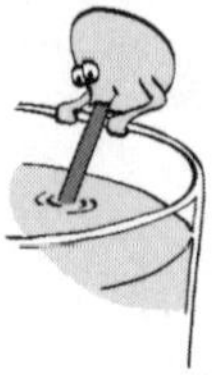

Frisch entsaftete Gemüsesäfte als verjüngende Heilquelle für Zellen und Gehirn

Kennen Sie die heilende, vitalisierende und verjüngende Wirkung von frisch gepressten Gemüsesäften? Sie sind für den Zellenstaat Körper und das Gehirn ernährungsphysiologisch äußerst wertvoll.

Da die Säfte bereits von der Zellulose befreit sind, werden sie im Verdauungssystem schnell und mühelos resorbiert und gelangen von dort aus unmittelbar in die Blutbahn sowie zu den Körper- und Gehirnzellen.

Ihre äußerst gesundheitsfördernde Wirkung kann sich somit schnell im gesamten Organismus und Gehirn verbreiten. Gemüsesäfte gleichen Mangelzustände aus und wirken harmonisierend auf das Zell-, Immun-, Hormon- und Verdauungssystem. Auch der Stoffwechsel wird heilungsfördernd beeinflusst.

Aufgrund ihres günstigen physiologischen Kalium-Natrium-Verhältnisses haben sie einen optimalen Einfluss auf die lebenswichtigen Funktionsvorgänge im intra- und extrazellulären Geschehen.

Außerdem leisten diese hochwertigen Gesundheitselixiere mit ihren wertvollen Vitalstoffen einen außerordentlichen Beitrag dazu, den Säure-Basenhaushalt sowie die hochkomplizierten Funktions- und Steuerprozesse in Gehirn, Nerven-, Hormon- und Immunsystem im Gleichgewicht zu halten bzw. sie zu verbessern. Folgende Gemüsesäfte fördern die Jungerhaltung und Elastizität von Zellen und Gefäßwänden sowie alle damit verbundenen Heil- bzw. Regenerationsprozesse. Täglich 1 bis 2 Gläser frisch gepressten Gemüsesaft sind deshalb besonders empfehlenswert.

Man sollte die Gemüsesäfte unmittelbar nach dem Entsaften

langsam mit einem Strohhalm trinken. Je weniger der frisch gepresste Saft mit Sauerstoff in Verbindung kommt, desto intensiver ist seine Heil- und Regenerationswirkung. Der Sauerstoff führt zu oxidativen Prozessen im Saft. Sie erleben das z.B., wenn Sie einen Apfel durchschneiden: Je länger das Fruchtfleisch des Apfels mit Sauerstoff in Verbindung kommt, desto bräunlicher wird es. Diesen Vorgang nennt man Oxidation.

Artischockensaft

Wesentliche Inhaltsstoffe
Carotin, Vitamin B1, B2, C, E, Niacin, Calcium, Kalium, Magnesium, Eisen, Mangan, Kupfer, Silizium, Schwefel, Phosphor, Flavonoide wie Luteolin, Scolymosid und Cynarosid, Inulin, Bitterstoffe wie z.B. Cynarin und Cynaropikrin

Unterstützende Heilwirkung
Der Saft der Artischockenblätter

- fördert den Leberstoffwechsel, die Leberentgiftung, regt den Gallenfluss an und wirkt günstig bei Gallensteinleiden
- kann Arterienverkalkung und Cellulitis entgegenwirken
- senkt den erhöhten Cholesterin- und Triglyzeridspiegel
- festigt allgemein den Gesundheitszustand im Magen-, Darm-, Leber-, Galle- und Pankreasbereich
- stimuliert das lebenswichtige Enzymsystem
- unterstützt die Fettverdauung
- trägt mit seinen wertvollen Inhaltsstoffen außerdem zu einem positiven Mikroleben im Dünn- und Dickdarmbereich bei

Hinweis: Man beachte die Dosierungsrichtlinien der Hersteller.

Fenchelsaft

Wesentliche Inhaltsstoffe

Carotin, Vitamin B1, B2, B6, C, E, Kalium, Calcium, Phosphor, hochwertiges Eisen, Natrium, Kupfer, Magnesium, Zink, Pantothensäure, Folsäure, Biotin, Niacin, ätherische Öle wie Fenchon und Anethol, sekundäre Pflanzenstoffe

Unterstützende Heilwirkung

Fenchel

- wirkt aufgrund seines ätherischen Öls Fenchon krampflösend und schleimlösend bei Erkrankungen der Bronchien und des gesamten Atmungssystems
- fördert die Durchblutung der Schleimhäute, besonders im Verdauungssystem, regt die Verdauungsdrüsen an und kann Blähungen entgegenwirken
- hat unterstützende keimtötende Wirkung auf negative Bakterien im Darm
- kann sanft regulierend auf das Hormonsystem wirken
- zeigt leicht harntreibende Wirkung
- regt Leber- und Nierentätigkeit an
- hat – zusammen mit dem Karottensaft – eine positive Wirkung auf die Sehkraft

Gurkensaft

Wesentliche Inhaltsstoffe

Carotin, Vitamin B1, B2, B6, C, E, K, Calcium, Kalium, Niacin, Biotin, Folsäure, Kieselsäure, Magnesium, Natrium, Phosphor, Eisen, Jod, Molybdän, Pantothensäure, Mangan, Silizium, Selen, Fluor, Vanadium, Nickel, Zink, Kupfer, hormonähnliche pflanzliche Stoffe, Melatonin in Spuren, sekundäre Pflanzenstoffe

Unterstützende Heilwirkung
Gurkensaft

- hat eine stark entwässernde Wirkung (regt Nieren und Blase an)
- reinigt und entschlackt das Verdauungssystem
- entlastet Herz- und Nierenkreislauf
- zeigt gute unterstützende Heilwirkung bei Rheuma und Gicht
- dient aufgrund seiner stark basischen Wirkung als Heilmittel gegen Übersäuerung
- fördert die biochemischen Funktionsprozesse im Stoffwechsel
- zeigt ausgleichende Tendenz im Klimakterium
- wirkt lindernd bei Hitzewallungen
- dient der innerlichen und äußerlichen Hautregeneration
- trägt zur Festigung von Haaren und Nägeln bei (Kieselsäure)
- beeinflusst günstig den Knochen- und Zahnaufbau sowie das Stützsystem der Zellwände

Anwendung
Kann zur Saison 2- bis 3-mal pro Woche getrunken werden

Karottensaft

Wesentliche Inhaltsstoffe
Carotin, Vitamin B1, B2, B6, C, D, E, K, Niacin, Biotin, Folsäure, Calcium, Kalium, Magnesium, Phosphor, Eisen, Silizium, Pantothensäure, Kupfer, Mangan, Kobalt, Zink, Nickel, Molybdän, Vanadium, Fluor, Selen, Jod, Pektin, Zellulose, verschiedene Aminosäuren und Zuckerarten, gelborange Farbschwingungen, sekundäre Pflanzenstoffe wie z.B. Flavonoide

Unterstützende Heilwirkung

Frisch gepresster Karottensaft

- unterstützt lebenswichtige Heil- und Regenerationsprozesse im Zellenstaat Körper und Gehirn
- fördert den Zellstoffwechsel, die Zellatmung sowie wesentliche Funktionsprozesse im Gehirn, Verdauungs- und Hormonsystem. Dies ganz besonders unter Zugabe einer frisch entsafteten Knoblauchzehe oder eines kleinen Stückchens Meerrettich (zusätzliche Germanium-, Schwefel- und Selenquelle sowie pflanzlich-antibiotische Eigenschaften)
- Die ätherischen Öle, der Pflanzenfarbstoff Xanthophyll und Knoblauch eliminieren negative Bakterien im Dünn- und Dickdarmbereich
- stärkt das lebenswichtige Immunsystem
- fördert durch Provitamin A (Beta-Carotin) die ständig notwendige Regeneration von überanstrengten Augen, Sehnerven und Schleimhäuten im Organismus, auch der Dünn- und Dickdarmschleimhaut
- regeneriert und verjüngt Hautzellen und Bindegewebe und hält sie jung und elastisch

Anwendung

Frisch gepresster Karottensaft ca. 20 Minuten vor einer Hauptmahlzeit oder als Zwischengetränk ist ein vorzügliches Gesundheitsgetränk. Auch zum Hirsefrühstück ist Karottensaft neben Apfelkompott, Sesam oder Mandelmilch eine gesundheitsfördernde Alternative. Gut zu kombinieren als frisch gepresster Mischsaft mit etwas Rote Bete oder Sellerieknollen.

Hinweis: Als tägliche allgemeine Heil- und Verjüngungsquelle in Kombination mit ½ bis 1 Apfel sehr empfehlenswert. Die Karotten sollten vor dem Auspressen geschält werden.

Kartoffelsaft

Wesentliche Inhaltsstoffe

Carotin, Vitamin B, C, K, Kalium, Calcium, Magnesium, Kupfer, Natrium, Eisen, Jod, Mangan, Zink, Fluor, Phosphor, Kobalt, wertvolle Aminosäuren, Pantothensäure, gut verwertbare Kohlenhydrate, sekundäre Pflanzenstoffe

Unterstützende Heilwirkung

Kartoffelsaft

- hat die besondere Heilkraft, krank machende Gifte und Schlacken im Magen- und Darmbereich nach und nach zu lösen und auszuscheiden. Deshalb zeigt eine Kartoffelsaftkur günstige Heilwirkungen bei Neigung zu Sodbrennen, Gastritis sowie Magen- und Zwölffingerdarmgeschwüren
- hat eine entwässernde Wirkung im Organismus, was sich deshalb günstig bei Herz- und Nierenerkrankungen sowie Rheuma, Gicht und Arthritis auswirkt
- unterstützt die intra- und extrazellulären Funktionsprozesse
- hat eine beruhigende, ausgleichende und basische Wirkung

Hinweis: Im Reformhaus erhält man einen speziell entsafteten und qualitativ sehr guten Kartoffelsaft.

Rote-Bete-Saft

Wesentliche Inhaltsstoffe

Carotin, Vitamin B1, B2, B6, C, E, Folsäure, Niacin, Pantothensäure, Cholin, Calcium, Silizium, Magnesium, Phosphor, Eisen, Natrium, Kupfer, Nickel, Kalium, Oxalsäure, Zink, Kobalt, Molybdän, Lithium, Selen, Mangan, Rubidium, hochwertige Aminosäuren, sekundäre Pflanzenstoffe wie z.B. Rutin, Flavonoide, Anthozyane, Betanin

Unterstützende Heilwirkung

Rote Bete

- fördert die Leber-Gallenfunktion (Leberschutz durch Betanin/blau-roter Pflanzenfarbstoff)
- unterstützt die Ansiedlung gesundheitsfördernder Mikroorganismen im Dünn- und Dickdarmbereich
- wirkt antibakteriell
- verbessert die Zellatmung in den Körper- und Gehirnzellen
- stimuliert das Immunsystem
- hat eine fiebersenkende Komponente
- fördert die Diurese (Harnausscheidung)
- zeigt gefäßabdichtende und antisklerotische Wirkung
- steigert die Vitalität und verbessert den Gehirnstoffwechsel
- kann unterstützend die Schilddrüsentätigkeit regulieren
- regt die Blutbildung an

Dieser hochwertige Gemüsesaft fördert allgemein die Funktions- und Steuerprozesse sowie die Elastizität und Jungerhaltung der Körper- und Gehirnzellen.

Anwendung

Die unterstützende Heilwirkung der blauroten Pflanzenfarbstoffe kann auch als Mischsaft mit etwas frisch gepressten Karotten und Sellerieknollen sowie ½ bis 1 Apfel kombiniert werden.

Hinweis: Als tägliche allgemeine Heil- und Verjüngungsquelle in Kombination mit ½ bis 1 Apfel sehr empfehlenswert.

Schwarzrettichsaft

Wesentliche Inhaltsstoffe

Diese Rettichart beinhaltet neben vielen wertvollen Vital- und

Wirkstoffen vor allem Bitterstoffe, schwefelhaltiges ätherisches Öl Raphanol und Senföle

Unterstützende Heilwirkung
Rettichsaft aus schwarzem Rettich

- stimuliert die Leber- und Gallentätigkeit
- ist ein gutes Heilmittel bei Störungen des Gallenflusses durch Gallengrieß bzw. Gallensteine

Anwendung
Eine Kur aus natürlichem Schwarzrettich-Pflanzensaft sollte in Absprache mit einem Ernährungstherapeuten bzw. ganzheitlich orientierten Arzt oder Heilpraktiker durchgeführt werden. Um den Erfolg zu fördern, empfiehlt es sich, für eine regelmäßige Entleerung des Darmes zu sorgen (ca. 2-mal täglich Stuhlgang). Man kann bei Neigung zu Gallensteinen ca. 3- bis 4-mal jährlich jeweils über mehrere Tage verteilt eine Flasche Schwarzrettichsaft einnehmen, um den Leber- und Gallenbereich zu regenerieren. Den Schwarzrettichsaft erhält man im Reformhaus.

Vorsicht! Durch den Abgang von Steinen kann es in seltenen Fällen zur Gallenkolik kommen. Dabei verklemmt sich ein Gallenstein im Ausführungsgang. Bei akuten Entzündungen der Nieren und Gallenwege sollte deshalb Rettichsaft nur in kleinsten Mengen verzehrt werden!

Selleriesaft

Wesentliche Inhaltsstoffe
Carotin, Vitamin B1, B2, B6, C, K, Niacin, Pantothensäure, Folsäure, Magnesium, Kalium, Calcium, hochwertiges Natrium, Phosphor, Silizium, Eisen, Mangan, Kupfer, Molybdän, Zink,

Selen, Schwefel. Ätherische Öle (Appiin), pflanzliche hormonähnliche Stoffe wie Apiol sowie Cholin, Inosit, Tyrosin, Asparagin, Bitterstoffe, sekundäre Pflanzenstoffe

Unterstützende Heilwirkung
Selleriesaft

- regt die Reinigung und Entschlackung über die Nieren (diuretische Wirkung) an
- entlastet das Lymphsystem und harmonisiert unterstützend das Drüsensystem
- reinigt schonend den Verdauungskanal
- fördert die Sekretion der Verdauungsdrüsen und den Gallenfluss
- hat eine hervorragende basische sowie beruhigende und entspannende Wirkung
- entlastet den Körper von Stauungserscheinungen und wirkt deshalb unterstützend gegen Bluthochdruck und Ödeme
- fördert den Entschlackungs- und Heilungsprozess bei Rheuma, Gicht, Arthritis und Übergewicht
- besitzt eine anregende Wirkung auf Gehirn und Stoffwechsel

Hinweis: Selleriesaft stimuliert die Nierenfunktion. Er ist auch als frisch gepresster Mischsaft mit Karotten und ½ bis 1 Apfel ein vorzügliches Gesundheitsgetränk.

Die Dosierung der verjüngenden Gemüsesäfte

Man kann von diesen Wunderelixieren aus dem Garten der Schöpfung abwechselnd und je nach Gefühl im Allgemeinen täglich ein bis zwei frisch gepresste Gläser langsam, bewusst und mit Freude genießen.
Frische Gemüsesäfte trinkt man am besten auf leeren Magen,

entweder ca. 20 bis 30 Minuten vor einer Hauptmahlzeit oder einfach als Kräftigungs- und Energieelixier zwischen zwei Mahlzeiten. Die nachhaltig verjüngende und vitalisierende Wirkung von frisch entsafteten Gemüsesäften auf die Körper-, Haut- und Gehirnzellen erfordert oft eine höhere Dosierung (mindestens 1 Glas am Vormittag und 1 Glas am Nachmittag), besonders bei oder nach ernsthaften Erkrankungen. Die Regenerations- und Heilkraft von frisch gepressten Gemüsesäften ist auffallend gut.
Folgende Gemüsesäfte sind in guter Qualität auch in Reformhäusern und Naturkostläden erhältlich:

- Artischockensaft
- Kartoffelsaft
- Schwarzrettichsaft

Alle weiteren in diesem Kapitel aufgeführten Gemüsesäfte bereitet man am besten selbst frisch zu.

Frisch gepresste Gemüsesäfte sind für die Regeneration sowie Gesund- und Jungerhaltung der Körper- und Gehirnzellen ein wesentlicher Faktor. Bitte verwenden Sie daher nur Gemüse aus biologischem Anbau.

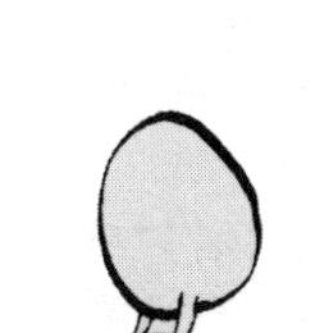

Warum bremsen Anthozyane den Alterungsprozess der Körper- und Gehirnzellen?

Anthozyane (Pflanzenfarbstoffe) sind ernährungsphysiologisch gesehen wertvolle Farb- und Energieträger. Die rot-blauen, dunkelblauen und violetten Pflanzenfarben mit ihrer Heil- und Regenerationswirkung findet man vorrangig in folgenden Obst-, Frucht- und Gemüsearten:
Schwarze Johannisbeeren, Holunderbeeren (nicht roh verzehren), Heidelbeeren, Brombeeren, dunkle Süßkirschen, Rote Bete und Rote-Bete-Pulver, rote Paprika, Blutorangen.

Anthozyane sind als Glykoside (stickstoffreiche Substanzen) an verschiedene Zuckerarten gebunden, die im Organismus durch biochemische Stoffwechselvorgänge abgespalten werden.
Besonders interessant ist: Die Farbentstehung hängt von der Wasserstoffionenkonzentration (pH-Wert) des jeweiligen Pflanzenzellsaftes ab. Im sauren Bereich entstehen rote Pflanzenfarben (z.B. rote Johannisbeeren), im alkalischen Bereich blaue (z.B. Heidelbeeren) und im Übergangsbereich bilden sich mehr oder weniger violette Pflanzenfarben. Darüber hinaus haben die Mineralstoffe Eisen und Magnesium bei der Farbkomposition eine Bedeutung.
Die wertvollen Pflanzenfarbstoffe sollte man in Form von Muttersäften zu sich nehmen. Diese sind besonders empfehlenswert, da sie vom Stoffwechsel optimal ausgewertet und schnell resorbiert werden können.
Folgende Frucht- und Gemüsearten sind als Muttersäfte empfehlenswert:
Schwarze Johannisbeeren, Holunder-, Heidel- und Brombeeren sowie Rote-Bete-Saft.

Besonders in Verbindung mit Vitamin C wird ihre gesund- und jungerhaltende Wirkung noch verstärkt. Deshalb hat Mutter Natur all die Obst- und Gemüsearten, die Anthozyane enthalten, mit höheren Dosen Vitamin C ausgestattet. Die gute Heilwirkung lässt sich verstärken, wenn man z.B. einem Teil Muttersaft, der mit wenig handwarmem Heil- oder Quellwasser verdünnt wird, den Saft aus ein bis zwei frisch gepressten Bio-Zitronen hinzufügt. Damit erhält man ein sehr gutes Reinigungs- und Regenerationsgetränk, das man am Morgen kurz nach dem Aufstehen zu sich nehmen kann.

In jeder Sekunde des Lebens finden im Körper Millionen von Steuer- und Funktionsprozessen statt. Die Anthozyane mit ihren hochwertigen Farb- und Energieschwingungen aus Erde und Sonne tragen wesentlich dazu bei, dass diese hochkomplizierten Lebensvorgänge im Organismus kontinuierlich und störungsfrei ablaufen. Wie der Schlüssel zu einem Schloss haben sie präzisen Zugang zu wichtigen physiologischen Regelmechanismen in den Körper- und Gehirnzellen.

Auf folgende Körperfunktionen haben die rot-blauen, dunkelblauen und violetten Pflanzenfarbstoffe eine unterstützende, gesundheitsfördernde und regenerierende Heilwirkung:

- Funktions-, Steuer- und Koordinationsprozesse im Gehirn
- Verbesserung und Harmonisierung des Gehirnstoffwechsels
- Reinigung, Entschlackung des zerebralen Gefäßsystems, somit Verhinderung bzw. Verlangsamung der Gehirnsklerose
- Harmonisierung des Drüsensystems
- Verbesserung der Zellatmung, Zellentgiftung und des Zellstoffwechsels, deshalb bei jeder Art von Zellerkrankungen sehr empfehlenswert
- Schutz gegen freie Radikale, schützen somit die Zellen und verlangsamen unterstützend den Alterungsprozess
- Stimulierung des zellulären und humoralen Immunsystems
- Förderung der Blutreinigung und Verbesserung des physiologischen Blutbildes, besonders in Kombination mit Vitamin C eine gute blutbildende Wirkung

- Reinigung von störenden Stoffwechselschlacken im Darm, vor allem in Kombination mit Vitamin C, unterstützende Regeneration des gesamten Verdauungssystems
- Ansiedlung körperfreundlicher Mikroorganismen, vor allem der Acidophilus- und Bifidus-Bakterien

Die wertvollen Anthozyane (besonders in Verbindung mit natürlichem Vitamin C) unterstützen den ständig notwendigen Regenerationsprozess und tragen bei regelmäßiger Zufuhr wesentlich zur Vitalisierung, Präzision und Verjüngung des Körpers bei. Sie sind deshalb für die fortschrittliche Therapie, Gesundheitsberatung und Zellernährung ein wichtiger Baustein zur Regeneration, zur Gesund- und Jungerhaltung der Körper-, Haut- und Gehirnzellen.

Faszination Zellernährung

Bitte lassen Sie in aller Ruhe und Gelassenheit für 2 Minuten untenstehendes Heilprinzip auf sich einwirken:

> *Eure natürlichen Lebensmittel*
> *sollen eure Heilmittel*
> *und*
> *eure Heilmittel*
> *eure natürlichen Lebensmittel sein.*
> Hippokrates

Muttersäfte halten den Zellenstaat Körper länger jung und vital

Die gesundheitsfördernden rot-blauen, dunkelblauen und violetten Pflanzenfarben (Anthozyane) in Muttersäften aus sonnengereiften schwarzen Johannisbeeren, Holunder-, Heidel- und Brombeeren bieten in Verbindung mit zahlreichen anderen Vitalstoffen für Körper und Gehirn eine Fülle idealer Möglichkeiten zur ständigen Gesund- und Jungerhaltung. Durch das sehr günstige physiologische Kalium-Natrium-Verhältnis haben alle empfohlenen Muttersäfte einen hervorragenden Einfluss auf die lebenswichtigen Funktionsvorgänge im intra- und extrazellulären Geschehen. Im Folgenden ein Überblick über die wichtigsten unterstützenden Heil- und Regenerationsprozesse der verschiedenen dunklen Muttersäfte.

Brombeersaft

Wesentliche Inhaltsstoffe
Carotin, Vitamin B1, B2, B6, C, E, Niacin, Pantothensäure, Gerbstoffe, Fructose, Kalium, Calcium, Magnesium, Phosphor, Natrium, Mangan, Eisen, Kupfer, sekundäre Pflanzenstoffe wie z.B. Flavonoide, Anthozyane

Unterstützende Heilwirkung
Brombeersaft
- bremst das Wachstum von negativen Bakterien im Magen- und Darmbereich und fördert das Gedeihen der gesundheitsfördernden Symbionten
- festigt das Bindegewebe, stärkt das Immunsystem, hat blutbildende, reinigende und harntreibende Wirkung

- ist ein allgemeines Regenerations-, Kräftigungs- und Aufbaumittel
- fördert die physiologischen Funktionsprozesse im Zell-, Gehirn- und Leberbereich

Anwendung
Morgens nüchtern und einige Zeit vor dem Frühstück ein Glas (ca. 0,2 Liter) handwarmes Heil- oder Quellwasser ohne Kohlensäure mit ca. 1/10 Liter dunklem Muttersaft und einer frisch gepressten Zitrone trinken. Durch die Inhaltsstoffe der Zitrone (vor allem Bioflavonoide und Vitamin-C-Komplex) werden die wertvollen Inhaltsstoffe des Muttersaftes schneller resorbiert und gelangen so wesentlich rascher an ihr Regenerationsziel im Organismus.

Hinweis: Die Zuckerarten aus Brombeeren sind etwas schwerer auszuwerten als die anderer rot-blau-violetter Früchte. Dies sollte man bei Erkrankungen der Bauchspeicheldrüse berücksichtigen.

Heidelbeersaft

Wesentliche Inhaltsstoffe
Carotin, Vitamin B1, B2, B6, C, Folsäure, Biotin, Niacin, Pantothensäure, Kalium, Calcium, Eisen, Magnesium, Phosphor, Mangan, Kupfer, Zink, Nickel, Vanadium, gut auswertbare Zuckerarten, Gerbstoffe, Myrtillin, sekundäre Pflanzenstoffe, z.B. Flavonoide, hochwertige Anthozyane

Unterstützende Heilwirkung
Heidelbeersaft

- zeigt antibakterielle Wirkung im Magen-, Dünn- und Dickdarmbereich. Die Gerbstoffe, Anthozyane, Flavonoide und

anderen Heilstoffe wirken hervorragend gegen Durchfall und negative Bakterien im Darm. Heidelbeermuttersaft fördert den Wiederaufbau einer degenerierten Darmflora und das Ansiedeln der gesundheitsfördernden Mikroorganismen
- der tiefblaue Pflanzenfarbstoff Myrtillin wirkt in Verbindung mit Vitamin C und Eisen blutbildend und fördert ebenso die Zellatmung
- hat reinigende und harntreibende Wirkung
- kann unterstützend antikanzerogen wirken
- wirkt vitalisierend auf den Organismus, schützt die Blutgefäße
- wirkt positiv auf Zellen und Gehirn sowie Drüsen und Immunsystem
- die wertvollen Zuckerarten von Heidelbeeren sind besonders leicht verdaulich und damit eine Unterstützung für die Bauchspeicheldrüse
- zeigt eine unterstützende Wirkung auf die Elastizität der Blutgefäße, besonders der Gehirngefäße
- besitzt eine gefäßabdichtende Wirkung
- zeigt einen günstigen Einfluss auf die Netzhaut des Auges und unterstützt die Regeneration und Leistungsfähigkeit des Auges

Anwendung
siehe Brombeersaft

Holunderbeersaft

Wesentliche Inhaltsstoffe
Carotin, Vitamin B1, B2, B6, C, Niacin, Biotin, Folsäure, Pantothensäure, Calcium, Kalium, Phosphor, Selen, Fruchtsäuren, Fruchtzucker, Gerbstoffe, sekundäre Pflanzenstoffe wie z.B. Bioflavonoide, Hesperidin, Rutin, Anthozyane, Antioxidantien

Unterstützende Heilwirkung

Holunderbeersaft

- zeigt entschlackende, schweißtreibende, fiebersenkende, immunstimulierende Wirkung
- verbessert die Durchblutung
- wirkt unterstützend bei bronchialen und grippalen Erkrankungen sowie bei Entzündungen im Kopfbereich, vor allem im Stirn-, Nebenhöhlen- und Mittelohrbereich
- wirkt aufbauend und regenerierend in der Rekonvaleszenz (nach überstandenen Krankheiten)
- unterstützt Funktionen im Bereich Gehirn, Zell-, Drüsen- und Verdauungssystem
- festigt die feinen Kapillargefäße, verbessert die Zellatmung
- kann unterstützend Schwermetalle und andere Gifte im Organismus binden und abtransportieren (Holunderbeersaft in Verbindung mit Vitamin C)

Anwendung

siehe Brombeersaft

Vorsicht! Holunderbeeren niemals roh verzehren!

Johannisbeersaft (schwarzer)

Wesentliche Inhaltsstoffe

Carotin, Vitamin B1, B2, reichlich C, E, Niacin, Eisen, Calcium, Kalium, Magnesium, Phosphor, Mangan, Kupfer, Kobalt, Zink, Nickel, Pantothensäure, Fruchtsäuren, Gerbstoffe, Fruchtzucker, sekundäre Pflanzenstoffe wie z.B. Flavonoide, Hesperidin, Rutin, Anthozyane, Antioxidantien

Unterstützende Heilwirkung

Schwarzer Johannisbeersaft

- hat einen reinigenden und entschlackenden Effekt auf Zellen, Gewebe, Gehirn, Blut und Gefäße (bis in die feinsten Kapillare hinein)
- verjüngt die Blutgefäße und hält sie elastisch
- verlangsamt den arteriosklerotischen Prozess der Körper- und Gehirngefäße
- wirkt durchblutungsfördernd
- fördert die Regeneration und den Neuaufbau der Haut- und Bindegewebszellen und hält sie somit länger jung und elastisch
- unterstützt die Zellreinigung und vor allem die lebenswichtige Zellatmung
- zeigt eine darmspezifisch reinigende, verdauungsfördernde und antibakterielle Wirkung
- verhindert das Wachstum negativer Viren bzw. Bakterien und unterstützt das positive Mikroleben im Darm und Blut, wirkt blutbildend, stimuliert das körpereigene Immungeschehen
- hat eine unterstützende antikanzerogene Wirkung
- verbessert in Verbindung mit einer symbiosefreundlichen Ernährungs- und Lebensweise Wachsamkeit, Konzentrationsvermögen und Intelligenz

Anwendung
siehe Brombeersaft

Sanddornvollfrucht (ungesüßt)

Wesentliche Inhaltsstoffe
Carotin, Vitamin B1, B2, B6, reichlich Vitamin C, Biotin, Folsäure, Niacin, Pantothensäure, Gerbsäure, Kalium, Calcium, Phosphor, Eisen, Kupfer, sekundäre Pflanzenstoffe wie z.B. Rutin, Bioflavonoide

Unterstützende Heilwirkung

Sanddornvollfrucht

- fördert die Selbstheilungskräfte im Organismus
- zeigt eine intensive Entgiftungs- und Entschlackungswirkung vor allem als Gefäßreiniger im Gehirnbereich
- kann in Verbindung mit einer stoffwechselfreundlichen Ernährungs- und Lebensweise sklerotische Prozesse in den feinen Haargefäßen des Gehirns verlangsamen
- kann bei Übergewicht überflüssige und belastende Körpersubstanz abbauen
- wirkt immunstimulierend, fördert die Eisen- und Folsäureresorption vom Darm in das Blut
- ist ein bedeutender Faktor bei der Sauerstoffübertragung
- zeigt durch seine Anthozyane, Vitamin C, Rutin und Bioflavonoide eine gefäßabdichtende und verjüngende Wirkung
- hilft bei der Regeneration geschädigter Zellen und Gewebe, die durch eine stoffwechselstörende Ernährungsweise verursacht wurden
- stimuliert den Zellstoffwechsel
- fördert die Zellatmung
- ist allgemein ein wunderbares Regenerationsmittel für die Körper- und Gehirnzellen

Anwendung

3 bis 4 Esslöffel Sanddorn-Vollfrucht ungesüßt in das Frühstücksmüsli geben oder in einem Glas Wasser (gut verrühren) und als Reinigungsgetränk morgens vor dem Frühstück trinken. Ist sehr gut verträglich und wird deshalb auch bei der selten vorkommenden Zitronen-Unverträglichkeit empfohlen. Auch als Getränk zwischen zwei Hauptmahlzeiten sehr empfehlenswert.

Jungbrunnen aus grünen Pflanzensäften

Getränke aus grünen Frischpflanzen und speziellen Heilkräutern sind für den menschlichen Organismus »Wunderelixiere«. Sie halten Gehirn- und Körperzellen jung und fördern die geistige Spannkraft und körperliche Vitalität. Die grüne Pflanze besteht aus Tausenden von winzig kleinen Lichtsammelzentren, die in den Chlorophyllteilchen zu finden sind. Diese Zentren resorbieren die Sonnen- und Lichtenergie und wandeln sie in eine für den menschlichen Organismus aufnehmbare Elektronenform um. Diese äußerst wertvolle naturgesetzliche Lichtenergie (Biophotonen) unterstützt den Körper bei zahlreichen lebenserhaltenden Vorgängen.

Die grünen Pflanzen sind ein unentbehrlicher Mittler, der für den Menschen zunächst unzugängliche Rohstoffe aus Erde und Kosmos in eine für seinen Organismus verwertbare Form umwandelt.

Chlorophyll ist im chemischen Aufbau dem roten Blutfarbstoff (Hämoglobin) sehr ähnlich. Der Unterschied liegt darin, dass Chlorophyll einen Kern aus Magnesium, Hämoglobin dagegen einen Kern aus Eisen aufweist. Wird der Organismus regelmäßig mit den Naturelementen Eisen, Magnesium, Vitamin B12, Chlorophyll sowie qualitativ guten Eiweißbausteinen und Sauerstoff versorgt, kann er hochwertiges Hämoglobin (roten Blutfarbstoff) bilden. So werden die Körper- und Gehirnzellen reichlich mit dem lebenswichtigen Sauerstoff versorgt und die physische Energie in den Zellen optimal freigesetzt. Grüne Frischpflanzensäfte enthalten hochwertige Magnesiumkomplexe. Magnesium ist für ordnungsgemäße Funktionsabläufe in den Zellen unentbehrlich. Zudem unterstützt es die Immun-

Abwehr, das Enzymsystem und fördert Ruhe und Ausgeglichenheit im Nervensystem. Es ist ein »Anti-Stress-Mineralstoff«.

Grüne Frischpflanzensäfte als unterstützende Ernährungsmedizin

Nachfolgende Zellsäfte aus frischem grünem Blattgemüse und speziellen Heilkräutern unterstützen in erster Linie Blutbildung und Blutreinigung, stimulieren Stoffwechsel und Zellatmung. Dies wirkt sich positiv auf die Regeneration und Lebensdauer der einzelnen Körperzellen aus und verlangsamt den Alterungsprozess. Auch die präzise Funktionsfähigkeit von Gehirn, Nerven- und Hormonsystem sowie das physiologische Gleichgewicht in den Körpersäften wird nachhaltig unterstützt.

Herstellung und Dosierung von frischen grünen Frischpflanzensäften

Die gewaschenen Kräuter (eine kleine Hand voll) werden in einen Mixer mit ca. 0,1 Liter Heil- oder Quellwasser gegeben und gründlich zerkleinert. Nochmals ca. 0,1 Liter zimmertemperiertes Wasser dazugeben und das Ganze sehr intensiv mixen. Der grüne Saft wird nun mithilfe eines feinen Siebes oder Tuches von den Zelluloseresten getrennt. Nach persönlicher Vorliebe kann man täglich ein kleines Glas auf leeren Magen, entweder am Morgen vor dem Frühstück, 20 Minuten vor dem Mittagessen oder zwischen zwei Hauptmahlzeiten trinken.
Gibt man 2- bis 3-mal wöchentlich noch einen Esslöffel Biomaris-Meerestiefwasser hinzu, so werden die biochemischen Zell-, Gehirn-, Nerven- und Hormonfunktionen in ihrer präzisen Wirkung besonders unterstützt.

Anmerkung: Man sollte mit den einzelnen Kräuterarten nach Empfinden abwechseln, um ein möglichst vielseitiges Heil- und Wirkungsspektrum im Organismus zu erreichen. Mit Ausnahme des Getränks aus Petersilie und Paprika sollten die verschiedenen Kräuterarten nicht untereinander gemischt werden. Die selbst zubereiteten Heilkräuter sollten in ihrer Intensität nicht zu stark sein. Sind frische Kräuter einmal nicht verfügbar, können die meisten grünen Frischpflanzengetränke auch fertig zubereitet und in guter Qualität in Naturkostläden und Apotheken gekauft werden. In Reformhäusern erhält man z.B. von der Fa. Schoenenberger eine große Auswahl an Frischpflanzensäften.

Baldriansaft

Wesentliche Inhaltsstoffe
Vitamine, Mineralien, Spurenelemente, Alkaloide wie Valerin und Chatinin, ätherisches Öl mit Valerensäuren, Gerbstoffe

Unterstützende Heilwirkung
Der frische Presssaft aus der Baldrianwurzel

- zeigt krampflösende, ausgleichende und harmonisierende Eigenschaften
- wird bei nervösen Herz- und Magenbeschwerden, nervös bedingten Einschlafstörungen, Reiz- und Übererregbarkeit sowie Nervenschwäche eingesetzt
- fördert die Präzision und das harmonische Zusammenwirken zwischen Zellen, Gehirn, Nerven- und Hormonsystem

Hinweis: Bei nervösen Herzbeschwerden ist Baldrian mit Weißdornsaft (Reformhaus) eine ideale Kombination. Erhältlich im Reformhaus, Naturkostladen oder in der Apotheke.

Bärlauchblätter

Wesentliche Inhaltsstoffe
Vitamin A, B1, B2, C, Eisen, Magnesium, Calcium, Kalium, Mangan, Natrium, Kobalt, Kupfer, Zink, Molybdän, Selen, Phosphor, Niacin, ätherische Öle, z.B. Adenosin, Biokatalysatoren, schwefelhaltige Stoffe, Allicin, sekundäre Pflanzenstoffe, Chlorophyll

Unterstützende Heilwirkung
Bärlauch

- hat eine unterstützende Heilwirkung auf das Herz- und Kreislaufsystem und kann blutdrucksenkend wirken
- senkt erhöhte Fett- und Cholesterinwerte
- macht das Blut fließfähiger und bremst unterstützend die Arteriosklerose
- wirkt aufgrund seines hohen Eisen-, Magnesium- und Chlorophyllgehalts blutbildend und blutreinigend
- hat eine desinfizierende Wirkung im Darmbereich und verhindert das Wachstum negativer Viren und Bakterien

Bärlauch eignet sich hervorragend für eine Reinigungs- und Regenerationskur im Frühjahr.

Anwendung
Frische kleingehackte Bärlauchblätter verfeinern den Geschmack von Speisen vortrefflich. Bärlauch findet man an schattigen, feuchten Plätzen, z.B. auf Wiesen und Hängen an Waldrändern. Er blüht von ca. Mitte Mai bis Juni. Die Blätter sollen vor der Blütezeit gepflückt werden, denn nur die frischen grünen Blätter haben die hervorragende Heilwirkung. Erhältlich im Reformhaus, Naturkostladen oder Apotheke.

Vorsicht! Nicht mit Maiglöckchenblättern verwechseln, da diese giftig sind!

Birkenblätter

Wesentliche Inhaltsstoffe
Vitamin A, B1, B2, C, Calcium, Magnesium, Phosphor, sekundäre Pflanzenstoffe wie z.B. Saponine, Flavonoid Hyperosid, ätherische Öle, Gerbstoffe, organische Säuren

Unterstützende Heilwirkung
In allen guten Naturheilmitteln, die zur Entschlackung und Ausscheidung eingesetzt werden, sind die Inhaltsstoffe der Birkenblätter (Betula alba) zu finden.
Die Flavonoide in den grünen Birkenblättern

- lösen und binden Schlacken im Organismus, regen gleichzeitig über Niere/Blase deren schonende Ausscheidung an
- stärken darüber hinaus das Nierengewebe und haben eine desinfizierende Wirkung auf die Harnwege

Birkensaft wird vorzugsweise unterstützend bei Rheuma, Arthritis, Gicht und anderen schlackenbedingten Krankheiten eingesetzt. Auch bei Bluthochdruck, der unter anderem aufgrund von Ablagerungen in den Nierengeweben entstehen kann, ist eine Reinigung mit Birkensaft angezeigt.

Hinweis: Eine stoffwechselfördernde vollwertige Ernährung, wie in diesem Buch beschrieben, zeigt bei vermehrten Schlackenansammlungen eine besondere Heilwirkung. – Birkenblättersaft erhält man im Reformhaus und in der Apotheke.

Borretschblätter

Wesentliche Inhaltsstoffe
Vitamin A, B1, B2, B6, C, Calcium, Kalium, Magnesium, Eisen, Natrium, Phosphor, Zink, Mangan, Molybdän, Silicea, sekun-

däre Pflanzenstoffe wie z.B. Saponine und Flavonoide, Chlorophyll, Schleim- und Gerbstoffe, ätherische Öle

Unterstützende Heilwirkung
Das Getränk aus Borretschblättern
- unterstützt die Reinigung und Sanierung geschädigter Zellen von schwer löslichen Schlacken und Giften, auch bei hartnäckigen rheumatischen Stoffwechselablagerungen
- hilft bei Entzündungen der Atemwege, wirkt blutreinigend, regt Stoffwechsel und Hormonproduktion an
- gut für Haare und Nägel
- wirkt entzündungshemmend und hilft bei der Wundheilung

Hinweis: Man kann 2- bis 3-mal pro Woche ein Getränk (nicht zu stark zubereitet) bei Zysten, Myomen und Tumoren als Unterstützung im Sinne einer Ganzheitsbehandlung mit einbauen. Bitte konsultieren Sie hierzu einen ganzheitlich orientierten Arzt oder Heilpraktiker.

Brennnesselspitzen

Wesentliche Inhaltsstoffe
Carotinoide, Vitamin B1, B2, C, Phytol (Vitamin-K-ähnliche Wirkung), Calcium, Kalium, Natrium, Magnesium, leicht resorbierbares Eisen, Phosphor, Chlorophyll, Histamin, in Spuren Acetylcholin, Gerbstoffe, Glucokinine, Kieselsäure, Bitterstoffe, sekundäre Pflanzenstoffe

Unterstützende Heilwirkung
Brennnesselspitzen sind
- eine der wertvollsten natürlichen Eisenquellen
- fördern durch pflanzliches Eisen, Chlorophyll und wertvolle Mineralstoffe besonders Blutbildung und Reinigung

- sind stoffwechselanregend und entschlackend
- steigern die Harnsäureausscheidung bei Arthritis, Rheuma und Gicht
- fördern Zellatmung, Zellstoffwechsel sowie den Grundumsatz
- sind eine Hilfe bei klimakterischen Beschwerden
- können die Aufgaben der verschiedenen Gehirnfunktionen unterstützen, wirken hautreinigend

Anwendung
nach Empfinden ca. 1 bis 3 Getränke pro Woche.
Der zusätzliche Verzehr von Luzernesprossen fördert die Eisen- und Blutbildung im Organismus. Erhältlich im Reformhaus, Naturkostladen oder in der Apotheke.

Gänsefingerkraut

Wesentliche Inhaltsstoffe
Vitamin A, B1, B2, B6, C, Calcium, Kalium, Magnesium, Natrium, Eisen, Phosphor, Mangan, Gerb-, Bitter- und Schleimstoffe, organische Säuren, Chlorophyll, Sterine und Cholin, Phytosterole, sekundäre Pflanzenstoffe wie z.B. Flavonoide

Unterstützende Heilwirkung
Die verwendeten grünen Blätter haben aufgrund ihrer spasmolytischen Inhaltsstoffe (Sterine und Cholin) eine gute Heilwirkung bei allen krampfartigen Beschwerden und Schmerzen, z.B. im Magen-, Darm- und Gallenbereich, bei Menstruationsstörungen sowie bei immer wiederkehrenden Waden- und Muskelkrämpfen. Bei letzteren Beschwerden sollte vor allem zusätzlich der Mineralstoffhaushalt ausgeglichen werden. Wadenkrämpfe deuten oftmals auf Magnesiummangel hin.

Gänsefingerkraut ist erhältlich im Reformhaus, Naturkostladen oder in der Apotheke.

Grünkohlblätter

Wesentliche Inhaltsstoffe
Carotin,Vitamin B1, B2, B6, C, E, Niacin, Pathothensäure, Biotin, Folsäure, Natrium, Kalium, Magnesium, Calcium, Mangan, Eisen, Kupfer, Zink, Phosphor, Selen, Oxalsäure, einige Aminosäuren, schwefelhaltige Substanzen, sekundäre Pflanzenstoffe, Chlorophyll

Unterstützende Heilwirkung
Grünkohl

- wirkt entwässernd und stärkt Niere, Blase und Herzfunktion
- kann unterstützend antikanzerogen wirken, stärkt die Abwehrkräfte und das Immunsystem
- erleichtert die Entgiftung des Darmtraktes und unterstützt den Aufbau der gesunden Darmschleimhaut
- senkt den Blut-Cholesterinspiegel
- schützt Körperzellen vor Oxidationsprozessen

Johanniskrautsaft

Wesentliche Inhaltsstoffe
Vitamin A, B1, B2, C, Niacin, Calcium, Magnesium, Kalium, Phosphor, Gerbstoffe, Hypericin, Hyperosid, ätherische Öle, antibakterielle und phytosterole Stoffe, sekundäre Pflanzenstoffe wie z.B. Rutin, Flavonoide

Unterstützende Heilwirkung

Johanniskrautsaft

- hat eine beruhigende und ausgleichende Komponente auf das Gehirn und Nervensystem
- zeigt eine milde antidepressive und stimmungsaufhellende Wirkung
- verbessert psychovegetative Störungen sowie Angst und nervöse Unruhezustände
- stimuliert die Ferment- und Gallenproduktion

Hinweis: Bei hellhäutigen Personen ist eine Photosensibilisierung möglich, d.h., dass die Empfindlichkeit der Haut auf ultraviolettes Licht erhöht werden kann. Deshalb sollte man sich bei einer Kur mit Johanniskrautsaft nicht intensiv der Sonne aussetzen. Zudem beachte man die Dosierungsrichtlinien des Herstellers.
Erhältlich im Reformhaus, Naturkostladen oder in der Apotheke.

Löwenzahnblätter

Wesentliche Inhaltsstoffe

Carotin, Vitamin B1, B2, C, E, Niacin, Calcium, Kalium, Magnesium, Phosphor, Kupfer, Zink, hochwertiges Eisen, Inulin, Inosit, Cholin, Silizium, Bitterstoff Intybin, Taraxin, Chlorophyll, sekundäre Pflanzenstoffe wie z.B. Saponine, Aminosäuren, Phytosterole wie Taraxasterol, enzymhaltige Elemente, Taraxerin, Bitterstoffe, Gerbstoffe, Mangan, Schwefel, ätherische Öle, Kieselsäure

Unterstützende Heilwirkung

Grüne Löwenzahnblätter

- wirken blutreinigend, entschlackend, verdauungsfördernd

- können unterstützend überschüssiges Fett in der Leber abbauen
- haben eine positive Wirkung auf das lebenswichtige Mikroleben im Dünn- und Dickdarmbereich
- fördern die Regeneration des Leberstoffwechsels, die physiologische Gallensekretion und stimulieren die Pankreas- und Milzfunktion
- beeinflussen zusammen mit dem hochwertigen Chlorophyll positiv den Zellstoffwechsel, die Zellatmung, Gehirn, Hormonsystem und Blutbildung
- regen die Nierentätigkeit an

Anwendung
Zellsäfte aus grünen Löwenzahnblättern sollten wegen ihres hohen Gesundheitswertes ca. 2- bis 3-mal pro Woche auf leeren Magen genommen werden. Außerdem empfiehlt es sich, des Öfteren frische Löwenzahnkräuter in die gemischte Salatplatte zu geben, am besten vor der Blüte.

Erhältlich im Reformhaus, Naturkostladen oder in der Apotheke.

Paprikaschoten

Wesentliche Inhaltsstoffe und unterstützende Heilwirkung
siehe Kapitel »Verschiedene Rohgemüsearten als wertvolle Ernährungsmedizin«, Seite 142 ff.

Hinweis: Bei Störungen der Schilddrüse und des übrigen Hormonsystems (z.B. im Klimakterium) sind grüne Paprikagetränke kombiniert mit dem Zellsaft aus Petersilienblättern ein sanftes und wunderbar unterstützendes Heilmittel.

Petersilienblätter

Wesentliche Inhaltsstoffe

Carotin, Vitamin B1, B2, B6, C, Calcium, Kalium, Eisen, Magnesium, Mangan, Natrium, Kobalt, Kupfer, Zink, Nickel, Phosphor, Biotin, Pantothensäure, Tryptophan, Apiol (hormonähnlicher Bestandteil), sekundäre Pflanzenstoffe wie z.B. Flavonoide

Unterstützende Heilwirkung

Petersilienblätter

- haben hormonausgleichende Eigenschaften, wirken gefäßabdichtend und stoffwechselstimulierend
- harmonisieren unterstützend den Periodenzyklus der Frau und wirken allgemein ausgleichend auf alle Drüsen im Zellenstaat Körper
- besitzen eine kräftigende und vitalisierende Wirkung
- wirken unterstützend gegen Ödeme aufgrund von Herz-, Leber- und Nierenerkrankungen
- regen Niere und Blase an und stimulieren die Ausscheidung von Stoffwechselschlacken
- fördern aufgrund der idealen Bestandteile Blutbildung und Reinigung
- stärken das Bindegewebe und Immunsystem
- sind eine sehr gut verträgliche Vitamin-C-Quelle

Anwendung

Petersilie ist für Zellen, Drüsen und Gehirn besonders wertvoll und sollte möglichst oft auf dem gesundheitsbewussten Esstisch stehen. Als grünes Kräutergetränk gut zu kombinieren mit grünen Paprikaschoten.

Erhältlich im Reformhaus, Naturkostladen oder in der Apotheke.

Spitzwegerichblätter

Wesentliche Inhaltsstoffe
Vitamin A, B1, B2, C, Niacin, Calcium, Kalium, Natrium, Magnesium, Phosphor, Eisen, Zink, Bitter- und Gerbstoffe, Glykoside, z.B. Aucubin, Schleimstoffe, Kieselsäure, sekundäre Pflanzenstoffe wie z.B. Flavonoide

Unterstützende Heilwirkung
Spitzwegerichblätter

- beeinflussen Rachen und Bronchien günstig und wirken deshalb gegen Husten, Heiserkeit, Bronchitis, Verschleimung
- haben einen positiven Einfluss auf die Augen, bei Augenentzündungen in Verbindung mit Augentrosttee (Augentrosttee äußerlich für Augenspülungen verwenden)
- wirken schmerzlindernd und heilend
- zeigen bei Harnwegsentzündungen sowie Galle-, Leber-, Magen- und Darmerkrankungen eine positive Wirkung
- tragen zur Blut- und Lymphreinigung bei

Erhältlich im Reformhaus, Naturkostladen, in der Apotheke.

Stangenselleriebätter

Wesentliche Inhaltsstoffe
Vitamin A, B1, B2, B6, C, Folsäure, Niacin, Pantothensäure, hochwertiges Natrium, Calcium und Kalium, Eisen, Phosphor, Magnesium, ätherische Öle, pflanzliche hormonähnliche Stoffe wie z.B. Appiin und Apiol, sekundäre Pflanzenstoffe wie z.B. Terpene, reichlich Chlorophyll, Bitterstoffe

Unterstützende Heilwirkung
Der Stangensellerie enthält hochwertiges physiologisches Natrium und

- regt dadurch die Reinigung und Entschlackung des gesamten Organismus, auch des Gehirns, über Niere und Haut optimal an. Eine wertvolle Hilfe vor allem bei Rheuma, Gicht, Arthritis und Übergewicht
- zeigt eine stimulierende Wirkung auf das Gehirn und den Stoffwechsel
- hat hormonausgleichende Eigenschaften

Die grünen Blätter des Stangenselleries

- fördern die Sekretion der Verdauungsdrüsen, den Gallenfluss und die physiologische Stimulierung der Bauchspeicheldrüse
- haben eine hervorragende basische wie auch beruhigende und entspannende Wirkung auf den Organismus

Erhältlich im Reformhaus, Naturkostladen oder in der Apotheke.

Weißdornsaft

Wesentliche Inhaltsstoffe

Vitamin A, B1, B2, C, Niacin, Kalium, Calcium, Magnesium, Cholin, Acetylcholin, Aesculin, Pektin, Gerbstoffe, Crataegussäure, Anthozyane (in den Früchten), Sekundäre Pflanzenstoffe wie z.B. Saponine, Flavonoide, Quercetin, Rutin, Hyperosid, Adenosin; enthält reichlich OPCs (Oligomere)

Unterstützende Heilwirkung

Weißdornsaft

- gilt als »Herzschutzpflanze«
- fördert die Herzmuskeldurchblutung und die Herzfunktion
- zeigt eine gute zellschützende Wirkung aufgrund der reichlich vorhandenen »sekundären Pflanzenstoffe«

- hat auf die Herzkranzgefäße eine erweiternde Wirkung und zeigt eine blutdrucksenkende Komponente. Er ist als mildes Herztonikum bei nachlassender Leistungsfähigkeit des Herzens, Altersherz (Herzschwäche), Druck und Beklemmungsgefühl in der Herzgegend mit Atemnot und Angstgefühlen sowie leichten Formen von Herzrhythmusstörungen angezeigt
- bei nervösen Herzbeschwerden aufgrund von Überforderung, Stress usw. in Verbindung mit Melissen- oder Baldriansaft eine empfehlenswerte Unterstützung

Hinweis: Die herzstärkende Wirkung zeigt sich meist erst nach längerer Einnahmezeit von ca. 4 bis 10 Wochen. Bei nervlich bedingten Herzerkrankungen bilden Weißdorn- und Baldriansaft eine ideale Kombination. Man beachte die Dosierungshinweise der Hersteller. Bei Herzrhythmusstörungen kann natürliches Vitamin E in Form von Weizenkeimöl sanft den Regenerationsprozess unterstützen (siehe Kapitel »Vitamin E aus Weizenkeimöl enthält Zellschutz- und Verjüngungsfaktoren«, Seite 234 ff.).
Erhältlich im Reformhaus, Naturkostladen, in der Apotheke.

Zinnkraut

Wesentliche Inhaltsstoffe
Carotinoide, Vitamin B1, B2, B6, C, Calcium, Kalium, Magnesium, Eisen, Phosphor, Natrium, Mangan, Zink, wertvolle Kieselsäure, sekundäre Pflanzenstoffe, z.B. Saponine, Flavonoide, organische Säuren

Unterstützende Heilwirkung
Das heilkundlich interessante Zinnkraut (Ackerschachtelhalm) ist sehr reich an Kieselsäure. Zinnkraut

- kräftigt das Bindegewebe und strafft die Haut
- regt den Stoffwechsel an, stärkt Haare, Nägel und ist beim Knochen- und Zahnaufbau beteiligt
- fördert das harmonische Zusammenwirken zwischen Gehirn, Nervensystem, Zellen und dem Sonnengeflechtssystem
- empfiehlt sich bei Blasen- und Nierenleiden sowie Neigung zu Rheuma und Gicht
- beugt unterstützend Arteriosklerose vor
- verlangsamt den Alterungsprozess, indem es Haut und Bindegewebe regeneriert

Anwendung
Getränke aus grünen Zinnkrautpflanzen sollte man je nach Vorliebe ca. 2- bis 4-mal pro Monat verwenden. Sie eignen sich auch gut als Badezusatz, z.B. bei Neigung zu Myomen und Zysten im Unterleibsbereich. Als Empfehlung gilt: 3 bis 5 Sitzbäder pro Woche zusätzlich mit etwas Schafgarbe und Frauenmantel. Bitte konsultieren Sie einen ganzheitlich orientierten Arzt oder Heilpraktiker.

Hinweis: Weitere Kieselsäurequellen: Gurke, Hirse, Hafer, Gerste und Spitzwegerich
Erhältlich im Reformhaus und Naturkostladen.

Vorsicht! Echtes und falsches Zinnkraut nicht verwechseln! Wenn man nicht sicher ist, wodurch sich echtes und falsches Zinnkraut unterscheiden, kauft man das Kraut lieber als Tee im Reformhaus, Naturkostladen oder in der Apotheke.

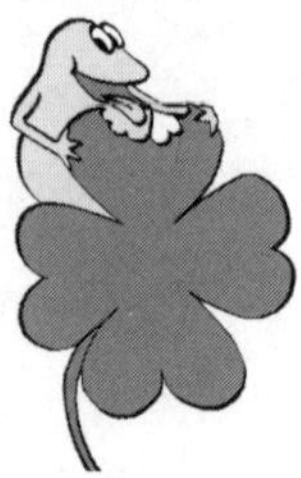

Biologisches Rohgemüse als unterstützendes Heilmittel und Jungmacher

Der Organismus des Menschen, der sich vor vielen Millionen Jahren unter Einwirkung zahlreicher Mikroorganismen vom Einzeller zum Zellenkomplex Körper entwickeln konnte, ist ein einzigartiges Meisterwerk der Schöpfung und der Naturgesetze.

Es ist anzunehmen, dass die verschiedenen Kräuter-, Gemüse-, Obst- und Getreidearten – unter der vollkommenen Regie von Naturgesetzmäßigkeiten und Symbionten – bereits vor der Entwicklung des menschlichen Organismus entstanden sind. Diese Lebens- und Heilmittel sind präzise auf den hochkomplizierten Zellstoffwechsel im Organismus abgestimmt, um den Körper als Nahrungs- und Energiequelle zu dienen. Bei richtigem Essverhalten können sie vom körpereigenen Enzym- und Verdauungssystem gut aufgeschlossen und verwertet werden, ohne dabei Schlacken zu hinterlassen. Das Rohgemüse, einschließlich des grünen Blattgemüses, wurde somit zur unentbehrlichen Grundlage.

Es liefert dem Zellenstaat Körper und Gehirn naturgesetzlich präzise abgestimmte, wertvollste Vital- und Aufbaustoffe, damit dieser in seiner Gesamtheit perfekt und störungsfrei funktionieren kann. Pflanzen, Samen, Gemüse und Obst passen somit im wahrsten Sinne des Wortes wie ein Präzisionsschlüssel zum hochkomplizierten Stoffwechsel des Organismus. Sie tragen, in Verbindung mit stabilem seelischem Gleichgewicht und Lebensfreude dazu bei, dass Zellen und Gehirn bis ins hohe Alter jung und leistungsfähig bleiben können. Allerdings muss sich der Mensch täglich um diese schöpfungsgerechte Gesundheitsquelle bemühen.

Die beste Qualität an natürlichen Vitalstoffen und Enzymen,

Vitaminen, Mineralstoffen, Spurenelementen sowie wichtigen Energie- und Farbschwingungen findet man in biologischem Gemüse, wie es die Natur dem Menschen schenkt: frisch, natürlich und unbehandelt.

Das Rohgemüse – ein Vitalstoffspender ersten Ranges.

Dieser Superkraftstoff des Lebens fördert den Stoffwechsel des Menschen und regeneriert Körper, Gehirn, Nerven-, Hormon- und Immunsystem. Er unterstützt die Harmonie und Präzision aller Zellsysteme. Aufgrund seiner wertvollen Inhaltsstoffe hat das vitalisierende Rohgemüse einen sehr günstigen Einfluss auf die physiologische pH-Wert-Regulierung der Körpersäfte und die Funktionsvorgänge im intra- und extrazellulären Bereich, wie z.B. bei der Osmose (Stoffübertragung zwischen flüssigen Körpern durch eine halbdurchlässige Membran) und der ökonomischen Sauerstoffutilisation (Sauerstoffnutzung). Es liefert der Körperzelle die lebenswichtige Sonnenenergie in einer für den menschlichen Organismus gut verwertbaren Schwingungsform. Diese Wirkung kann jedoch vollends nur dann erzielt werden, wenn der Mensch die Auswertung dieser edlen Lebensmittel durch ein gutes Essverhalten unterstützt:

Rohes Gemüse sollte bewusst und langsam gegessen, sehr gut gekaut und eingespeichelt werden, denn die Verdauung beginnt bereits im Mund. Es macht wirklich Freude, jeden Bissen in Ruhe und Dankbarkeit zu genießen. So wird die frische und rohe Kost zu einer wertvollen Heilnahrung und zu einem verjüngenden Heilmittel. Nur durch gründliches Kauen und Einspeicheln kann das Rohgemüse seine heilende und vitalisierende Wirkung entfalten. Denn die wertvollen Mikronährstoffe können aus der Zellulose nur aus einem intensiv zerkleinerten Speisebrei entzogen und den Zellen zur Verfügung gestellt werden.

Bereits während des Kauvorgangs leitet der Organismus wichtige Maßnahmen ein, um die Zerlegung und Auswertung der Nahrung auf ein Optimum zu bringen. Bei richtigem Kauen und Einspeicheln wird die Nahrung bereits im Mund mit wichtigen Verdauungssäften vermischt. Der Magen und vor allem der Dünndarm können aus diesem verbesserten Angebot mehr Vital- und Lebensstoffe für den Organismus aufschließen und bereitstellen. Der Anteil des Rohgemüses sollte je nach Empfinden und nach Funktionsfähigkeit des Darms nicht mehr als ca. 30% des Gesamttagesbedarfs ausmachen. Es empfiehlt sich jedoch, jeweils nach Gefühl zu handeln, zu schauen, was Ihr Verdauungssystem gerade braucht und nur die Menge zu essen, die der Körper braucht. Regelmäßig zu viel Rohkost kann den Darm belasten und zu gefährlichen Gärungsprozessen führen. Die Folgen sind meist degenerativer Art.
Die Zusammensetzung sollte abwechslungsreich und verdauungsfreundlich sein und nach persönlichem Verlangen und Empfinden erfolgen. So wird dem Organismus ein möglichst breites Spektrum an lebenswichtigen Vital- und Aufbaustoffen zugeführt, die ihn vor Mangelerscheinungen schützen.
Es empfiehlt sich, ab 18 Uhr nur noch wenig oder – bei Verdauungsschwäche – kein Rohgemüse (außer sehr gut gekauten milden grünen Blattsalaten) mehr zu essen. Prinzipiell sollten in einer Mahlzeit nicht mehr als 3 bis 4 Rohgemüsearten zusammen verwendet werden. Bei Neigung zu Verdauungsstörungen kann man das Gemüse (vor allem Wurzelgemüse) kurz vor dem Verzehr sehr fein aufraspeln und bewusst genießen.
Mit dem feinsaftigen Zerkleinern unterzieht man das Gemüse einer Art Vorverdauungsprozess, der für die Auswertung weniger Energie beansprucht. So lassen sich Schlacken und Gifte im Magen- und Darmbereich besser binden, welche auf schonende Weise mit wenig Energieaufwand ausgeschieden werden. Eine frische und sehr fein aufgeraspelte Karotte beispielsweise ist auch eine wohlschmeckende und vitalstoffreiche Pektingabe für den Darm, die den Reinigungsprozess erheblich

fördert. So verwandelt sich auch frische und rohe Kost, in Maßen gegessen, zu einer wertvollen Heilnahrung. Der tägliche kleine Frischkostteller vor oder zum Mittagessen ist also ein Vitalstoffspender ersten Ranges.

Das Frischkostgericht wird erst bei Tisch mit stoffwechselfreundlichen, biologischen Zutaten verfeinert und angereichert.

Dazu gehören nach persönlichem Empfinden:

- wertvolles Öl erster Pressung, z.B. Olivenöl; alle 6 Wochen eine kleine Dose Leinöl
- natürlicher Obstessig, Bio-Tamari-Sojasoße, Frugola als flüssige Bio-Kräuterwürze von Natura
- spezielle verdauungsfördernde Kräutermischungen aus getrockneten und gemahlenen Kräutern, bestehend aus: 1 Teil Basilikum, Rosmarin, Oregano, Dill, ½ Teil Thymian und ⅐ Teil Paprikapulver
- einige Tropfen frischer Zitronensaft (max. eine halbe Zitrone)
- Oliven oder Kapern
- Zwiebeln, fein gehackt
- frisch gepresster Knoblauch (abends mäßig)
- täglich kleingeschnittene frische grüne Kräuter nach Wahl (Petersilie, Kresse, Schnittlauch etc. als vorzügliche gesundheitsfördernde Geschmacksverbesserung)
- Biomaris-Meerestiefwasser (ca. ½ Esslöffel pro Tag). Das Meerestiefwasser ist sehr empfehlenswert, denn es enthält wesentliche Spurenelemente und Intelligenzmetalle, welche die Funktion von Zellen, Gehirn, Nerven-, Immun- und Hormonsystem wirksam unterstützen kann
- je nach Vorliebe auch Verfeinerung mit Joghurt- oder Kefirsoße

Verschiedene Rohgemüsearten als wertvolle Ernährungsmedizin

Die folgenden Gemüsearten fördern die ständig notwendige Regeneration und Gesunderhaltung aller Körperzellen, Gewebe und Organe und wirken positiv auf die Funktionsabläufe des Gehirns sowie des Nerven-, Hormon- und Immunsystems. Der Gesundheitswert verschiedener Gemüsearten ist nicht zu unterschätzen. So besitzen Gemüse verschiedene unterstützende Heil- und Gesundheitswirkungen wie z.B.:

- antibiotische Wirkung
- antikanzerogene Wirkung
- Stärkung des Immunsystems
- Blutdruckregulierung
- entzündungshemmende Wirkung
- unterstützende Senkung des Cholesterinspiegels
- verdauungsanregende Wirkung
- antioxidative Wirkung
- Verbesserung der Zellatmung, Zellschutz
- Verlangsamung des Alterungsprozesses
- Ausgleich und Regeneration des Hormonsystems

Fenchel

Wesentliche Inhaltsstoffe
Carotin, Vitamin B1, B2, B6, C, E, Kalium, Calcium, Phosphor, hochwertiges Eisen, Natrium, Kupfer, Magnesium, Zink, Pantothensäure, Biotin, Folsäure, Niacin, ätherische Öle wie Fenchon und Anethol, sekundäre Pflanzenstoffe

Unterstützende Heilwirkung

Fenchel

- wirkt aufgrund seines ätherischen Öls Fenchon krampflösend und schleimlösend bei Erkrankungen der Bronchien und des gesamten Atmungssystems
- fördert die Durchblutung der Schleimhäute, besonders im Verdauungssystem, regt die Verdauungsdrüsen an und kann Blähungen entgegenwirken
- hat unterstützende keimtötende Wirkung auf negative Bakterien im Darm
- kann sanft regulierend auf das Hormonsystem wirken
- zeigt leicht harntreibende Wirkung, regt Leber- und Nierentätigkeit an

Vorsicht! Zu hohe Dosen können Entzündungen der Magen- und Darmschleimhaut sowie Krampfanfälle auslösen!

Gurke

Wesentliche Inhaltsstoffe

Carotin, Vitamin B1, B2, B6, C, E, K, Pantothensäure, Calcium, Kalium, Niacin, Biotin, Folsäure, Kieselsäure, Magnesium, Natrium, Phosphor, Eisen, Jod, Molybdän, Mangan, Silizium, Selen, Fluor, Vanadium, Nickel, Zink, Kupfer, hormonähnliche pflanzliche Stoffe, Melatonin in Spuren, sekundäre Pflanzenstoffe

Unterstützende Heilwirkung

Die Gurke

- hat eine stark entwässernde Wirkung
- reinigt und entschlackt das Verdauungssystem (nur bei sehr gutem Kauen)
- regt Nieren und Blase an, schwemmt Ödeme aus, entlastet Herz- und Nierenkreislauf

- zeigt gute unterstützende Heilwirkung bei Rheuma und Gicht
- dient aufgrund ihrer stark basischen Wirkung als Heilmittel gegen Übersäuerung
- fördert die biochemischen Funktionsprozesse im Stoffwechsel
- zeigt ausgleichende Tendenz im Klimakterium, frischer Gurkensaft wirkt lindernd bei Hitzewallungen
- dient zur innerlichen und äußerlichen Hautregeneration, wirkt hautreinigend
- trägt zur Festigung von Haaren und Nägeln bei (Kieselsäure)
- beeinflusst Knochen- und Zahnaufbau sowie das Stütz- und Bindegewebssystem

Anwendung
Die Gurke ist ein geschätztes Schönheitsmittel, auch im Bereich der Hautpflege (Gesichtsmasken bestehend aus frischem Gurkensaft und etwas feiner Heilerde). Gurkenschalen, mit der Innenseite ca. 5 Minuten auf das Gesicht gelegt, wirken erfrischend und hautreinigend. Auch milchsaure Gurken sind sehr wertvoll. Sie unterstützen den Stoffwechsel sowie die präzise Funktion im Gehirn sowie Zell-, Nerven- und Verdauungssystem.

Hinweis: Magenempfindliche Personen sollten Gurken fein aufraspeln oder sehr gut kauen. Empfehlenswert ist auch frisch gepresster Bio-Gurkensaft. Er erhält Haut- und Bindegewebe länger jung und elastisch.
Weitere wertvolle Kieselsäurequellen: Spitzwegerich, Zinnkraut, Hirse, Hafer, Gerste.

Karotte

Wesentliche Inhaltsstoffe

Carotin, Vitamin B1, B2, B6, C, D, E, K, Niacin, Folsäure, Biotin, Calcium, Kalium, Magnesium, Phosphor, Eisen, Silizium, Pantothensäure, Kupfer, Mangan, Kobalt, Zink, Nickel, Molybdän, Vanadium, Fluor, Selen, Jod, Pektin, Zellulose, ätherisches Öl, verschiedene Aminosäuren und Zuckerarten, gelb-orange Farbschwingungen, sekundäre Pflanzenstoffe wie z.B. Flavonoide

Unterstützende Heilwirkung

Die Karotte ist eine sehr gut verträgliche Gemüseart mit wertvollen Inhaltsstoffen. Sie

- fördert den Zellstoffwechsel sowie die Zellatmung
- reinigt und entschlackt das Verdauungssystem (z.B. in Kombination mit einem gemischten Salat als Vorspeise und bei sehr gutem Kauen und Einspeicheln)
- eliminiert negative Parasiten im Darmbereich (schonend gedünstete Karotten unterstützen im Dünn- und Dickdarmbereich die Ansiedlung der lebenswichtigen körperfreundlichen Mikroorganismen)
- hat aufgrund des hohen Vitamin-A-Gehalts (Beta-Carotin) heilenden Einfluss auf die Schleimhäute im Darmbereich sowie auf das Immunsystem
- hat besonders im Verdauungssystem auch eine unterstützende krebsschützende Wirkung
- fördert die ständig notwendige Regeneration von Haut, Augen und Sehnerven
- verjüngt Haut- und Gehirnzellen, macht sie elastisch und verlangsamt dadurch den Alterungsprozess
- zeigt unterstützende Heilwirkung bei Schilddrüsenüberfunktion und Herz-Kreislauferkrankungen
- unterstützt die Reparatur bereits geschädigter Zellen

Anwendung
Die beliebte Karotte lässt sich mit fast allen Gemüse- und Getreidearten kombinieren. Man hat gute Gefühle im Bauch, wenn man dieses Lebens- und Heilmittel bewusst und mit Freude roh oder schonend gedünstet genießt. Idealerweise sollten Karotten mit erstklassigen Fettqualitäten (pflanzliche Öle aus 1. Pressung) zubereitet und verzehrt werden.

Knoblauch

Wesentliche Inhaltsstoffe
Enthält als Hauptwirkstoff Allicin, Enzym Alliinase, Flavonoide, natürliche hormon- und antibiotikaähnliche Substanzen, Cholin, Adenosin, Ajoen, Kalium, Magnesium, Eisen, Zink, Schwefel, Jod, Selen, Spuren von Germanium, Molybdän, Kupfer, Mangan, Phosphor, Calcium und die Vitamine A, B1, B2, Niacin, C, E, sekundäre Pflanzenstoffe wie z.B. Rutin

Unterstützende Heilwirkung
In der offiziellen Arzneimittelmonographie werden folgende Heilwirkungen von Knoblauch angegeben:
- antibakterielle Wirkung
- antimykotisch (wirksam gegen pathogene Pilze, vor allem im Darm)
- lipidsenkend (blutfettsenkend)
- Hemmung der Thrombozytenaggregation (Hemmung des Aneinanderlagerns bzw. Verklebens von Blutplättchen)

Ergänzend hierzu:
- Verbesserung der Zellatmung durch optimalere Sauerstoffausnutzung, wärmeregulierende Funktion
- unterstützende und regenerierende Wirkung auf das Blut-, Herz-, Kreislauf- und Hormonsystem

- verhindert bzw. verlangsamt Verlauf der Arteriosklerose, kann Arterienverkalkung vorbeugen
- kann erhöhte Cholesterinwerte sowie erhöhten Blutdruck senken
- verbessert die Fließeigenschaften und Elastizität des Blutes
- natürlichstes Desinfektionsmittel für den Verdauungstrakt
- verdrängt negativ wirkende Darmbakterien und Parasiten, baut Giftstoffe ab
- regt Darmdurchblutung, Peristaltik, Entschlackung und Tätigkeit der Verdauungsdrüsen an
- wirkt galletreibend, hat positiven Einfluss auf die Bauchspeicheldrüse, fördert die Lebertätigkeit
- stimuliert das Immunsystem und stärkt die Abwehr, kann antioxidativ wirken
- wirkt krampflösend, antimikrobiell (Allicin), antiseptisch
- »Knoblauch ist des Goldes wert, er hilft dem alten Mann aufs Pferd.«

Allicin: wirkt entzündungshemmend und vorbeugend gegen Magen- und Darminfektionen.

Anwendung
Die optimale Darreichungsform ist das Zerkleinern frischer Knoblauchzehen mit einer Knoblauchpresse, weil dadurch sämtliche Inhaltsstoffe in ihrer ganzheitlichen Komposition enthalten sind. Als allgemeine Dosierung in der Gesundheitsvorsorge werden ca. 1-2 Knoblauchzehen je nach persönlicher Vorliebe zu Gemüse und Salatgerichten, zu Spaghetti oder zum Karottensaft empfohlen.

Hinweis: Zur Geruchsmilderung: Kümmel, Dill oder Petersilie gut kauen, Buttermilch trinken oder den Mund mit einem natürlichen mentholhaltigen Mundwasser spülen. Knoblauch mit Olivenöl und einigen Tropfen Zitrone unterstützt die Geruchsmilderung ebenfalls.

Gesundheitstipp: Bei akuten Erkrankungen – z.B. bei einer bakteriellen Darminfektion – kann man eine spezielle Kur über einen Zeitraum von ca. 2 Wochen durchführen. Allerdings sollte man in diesem Fall die Dosierung auf das Zwei- bis Dreifache erhöhen, damit den pathogenen Viren und Bakterien die Lebensgrundlage entzogen wird. Knoblauch sollte am Abend nach 18 Uhr nur in kleinsten Mengen bzw. gar nicht mehr verwendet werden. Andernfalls könnte es wegen der anregenden Wirkung zu Schlafstörungen kommen.

Knollensellerie

Wesentliche Inhaltsstoffe

Carotin, Vitamin B1, B2, B6, C, K, Niacin, Pantothensäure, Folsäure, Magnesium, Kalium, Calcium, hochwertiges Natrium, Phosphor, Silizium, Eisen, Mangan, Kupfer, Molybdän, Zink, Selen, Schwefel. Ätherische Öle (Appiin), pflanzliche hormonähnliche Stoffe wie Apiol, Cholin, Inosit, Tyrosin, Asparagin, sekundäre Pflanzenstoffe

Unterstützende Heilwirkung

Knollensellerie

- regt die Reinigung und Entschlackung über die Nieren (diuretische Wirkung) an
- entlastet das Lymphsystem und harmonisiert unterstützend durch Apiol das Hormonsystem
- reinigt in sehr fein geraspeltem Zustand schonend den Verdauungskanal
- fördert die Sekretion der Verdauungsdrüsen und den Gallenfluss
- hat eine hervorragende basische sowie beruhigende und entspannende Wirkung
- beinhaltet eine wertvolle Natriumqualität

- entlastet den Körper von Stauungserscheinungen und wirkt deshalb unterstützend gegen Bluthochdruck und Ödeme
- fördert den Entschlackungs- und Heilungsprozess bei Rheuma, Gicht, Arthritis und Übergewicht
- zeigt eine anregende Wirkung auf Gehirn und Stoffwechsel

Meerrettich

Wesentliche Inhaltsstoffe

Carotin, Vitamin B1, B2, B6, C, Calcium, Kalium, Magnesium, Niacin, Eisen, Kupfer, Mangan, Zink, Selen, Silizium, Natrium, Phosphor, Schwefel, sekundäre Pflanzenstoffe, ätherische Öle, Asparagin, Glutamin, Enzyme wie Alluxorbase, Oxidase, Peroxidase. Hauptwirkstoff ist Sinigrin und das scharfe Senföl Allyl.

Unterstützende Heilwirkung

Auch der Meerrettich zählt zu den natürlichen pflanzlichen Antibiotika. Meerrettich

- hat eine antibakterielle, desinfizierende und durchblutungsfördernde Wirkung im Verdauungsbereich
- hemmt das Wachstum der negativ wirkenden Bakterien und Pilze im Dünn- und Dickdarmbereich
- regt die Darmperistaltik an
- fördert den Gallenfluss und die Enzymbildung in der Bauchspeicheldrüse
- hat auf das Gefäßsystem eine regenerierende Wirkung
- verbessert die Sauerstoffausnutzung im Organismus (Schwefel)
- zeigt auch im Nieren- und Blasenbereich eine gute antibakterielle und desinfizierende Wirkung
- aktiviert den Stoffwechsel und entwässert sanft den Körper
- schwemmt unterstützend Schlacken und Harnsäurekristalle aus

- stimuliert das körpereigene Immunsystem, regt die Gehirntätigkeit an
- wirkt schleimlösend im Neben- und Stirnhöhlenbereich sowie im Bronchialsystem

Anwendung
Entweder als frisch geriebener Meerrettich oder als natürliche Meerrettichsoße zum Gemüse. In Reformhäusern sind Meerrettich-Destillate als natürliche Medizin erhältlich. Davon z.B. bei Übergewicht oder anderen Stoffwechselstörungen 2-mal täglich einen Esslöffel verdünnt mit einem Glas Wasser auf leeren Magen trinken.

Vorsicht! Keinen geschwefelten Meerrettich verwenden und bei zu wenig Magensäure nur allerkleinste Mengen verzehren (Gefahr der Magenschleimhautreizung)!

Paprika

Wesentliche Inhaltsstoffe
Carotin, Vitamin B1, B2, B6, reichlich Vitamin C, E, Niacin, Pantothensäure, Folsäure, Calcium, Magnesium, Eisen, Kalium, Phosphor, ätherische Öle, rote, grüne und gelbe Pflanzenfarbstoffe, Capsaicin, sekundäre Pflanzenstoffe wie z.B. Rutin, Hesperidin

Unterstützende Heilwirkung
Paprika
- kann sklerotische Prozesse an den Gefäßen verlangsamen
- wirkt besonders an den Herzkranz-, Gehirn- und Hautgefäßen durchblutungsfördernd (aufgrund des hohen Rutin-, Vitamin C- und Capsaicin-Gehalts) und zeigt damit gefäßabdichtende und verjüngende Wirkung auf Zellen und Gehirn

- kann der Thromboseentstehung entgegenwirken, stimuliert das Immunsystem
- verlangsamt den Alterungsprozess, festigt Bindegewebs- und Hautzellen

Hinweis: Bei Neigung zu Unverträglichkeitserscheinungen im Verdauungsbereich sollte man rote und gelbe Paprika bevorzugen bzw. ein frisches Kräutergetränk daraus herstellen.

Pastinake

Wesentliche Inhaltsstoffe
Carotin, Vitamin B1, B2, B6, C, E, Biotin, Niacin, Pantothensäure, Folsäure, Kalium, Magnesium, Calcium, Phosphor, Silizium, Mangan, Eisen, Kupfer, Zink, Nickel, reichlich ätherische Öle, Inulin (Inulin ist ein leicht verdauliches Kohlenhydrat auf Fructose-Basis), sekundäre Pflanzenstoffe

Unterstützende Heilwirkung
Pastinaken

- stimulieren die Nieren und Blasentätigkeit und entwässern, deshalb empfehlenswert bei Rheuma und Gicht
- wirken blutreinigend
- wirken ausgleichend auf das Nervensystem
- fördern (sehr fein aufgeraspelt) den Heilungsprozess im Verdauungssystem und regen die Tätigkeit der Verdauungsdrüsen an

Hinweis: Das Kohlenhydrat der Pastinake (und Süßkartoffel) wird durch den Inhaltsstoff Inulin sehr leicht verstoffwechselt. Deshalb ist dieses Gemüse auch für Diabetiker geeignet, da der Blutglucosespiegel verbessert werden kann. Pastinake lässt sich wie Sellerie auch roh (fein aufgeraspelt) als Salat zubereiten.

Rettich

Wesentliche Inhaltsstoffe
Carotin, Vitamin B1, B2, B6, C, E, Folsäure, Pantothensäure, Niacin, Calcium, Magnesium, Kalium, Eisen, Vanadium, Kupfer, Zink, Selen, Nickel, Natrium, Phosphor, Schwefel, Enzyme, sekundäre Pflanzenstoffe, Bitterstoffe, Raphanol, ein schwefelhaltiges ätherisches Öl, Senföle, Sulforaphan

Unterstützende Heilwirkung
Rettich

- regt die Leber- und Gallentätigkeit an, fördert insbesondere den Gallenfluss, verhindert und baut Gallengrieß ab, kann auf längere Sicht unterstützend Gallensteine und Entzündungen abbauen
- wirkt entzündungshemmend auf die Galle (durch Sulforaphan)
- regt die Verdauungstätigkeit an
- hat entkrampfende und schleimlösende Wirkung auf die Bronchien
- senkt unterstützend Cholesterin, fördert die Diurese, steigert die Abwehrkräfte

Anwendung
Rettich immer sehr fein aufraspeln bzw. schneiden und sehr gut kauen. Kein Kochsalz verwenden, da es die wertvollen ätherischen Öle und damit einen erheblichen Teil der Heilwirkung zerstört. Als Alternative Biomaris-Meerestiefwasser verwenden. Rettich sollte nicht täglich, sondern nur nach persönlichem Empfinden verzehrt werden.

Hinweis: Schlecht gekauter oder zu grob geschnittener Rettich kann bei Menschen mit empfindlichem Magen Unverträglichkeitserscheinungen auslösen.

Rote Bete

Wesentliche Inhaltsstoffe

Carotin, Vitamin B1, B2, B6, C, E, Folsäure, Niacin, Pantothensäure, Cholin, Calcium, Silizium, Magnesium, Phosphor, Eisen, Natrium, Kupfer, Nickel, Kalium, Zink, Kobalt, Molybdän, Lithium, Selen, Mangan, Rubidium, Anthozyane, roter Pflanzenfarbstoff (Betanin), hochwertige Aminosäuren, Oxalsäure, sekundäre Pflanzenstoffe wie z.B. Rutin, Flavonoide

Unterstützende Heilwirkung

Rote Bete

- fördert die Leber-Gallenfunktion
- enthalten das Betain, das leberzellregulierend wirkt (Leberschutz)
- unterstützt vor allem schonend gedünstet die Ansiedlung gesundheitsfördernder Mikroorganismen im Dünn- und Dickdarmbereich
- wirkt antibakteriell, hemmt das Wachstum schädlicher Bakterien im Darm
- verbessert die Zellatmung im Körper und Gehirn, stimuliert das Immunsystem
- zeigt unterstützende Heilwirkung bei Tumorerkrankungen, besonders in Verbindung mit reichlich natürlichem Vitamin C, und hat eine fiebersenkende Komponente
- regt die Darmperistaltik an, fördert die Diurese (Harnausscheidung)
- zeigt gefäßabdichtende und antisklerotische Wirkung, steigert die Vitalität und den Gehirnstoffwechsel
- reguliert unterstützend die Schilddrüsentätigkeit, regt die Blutbildung an

Anwendung

Rote Bete isst man entweder roh und kurz vor dem Verzehr sehr fein aufgeraspelt oder schonend gedünstet. Den frisch gepressten Saft sollte man in kleinen Mengen trinken. Diesem kann man auch eine etwas größere Menge frisch gepressten Karottensaft und den Saft eines Apfels hinzugeben. Am besten trinkt man diesen Saft zwischen zwei Hauptmahlzeiten oder ca. 30 Minuten vor einer Mahlzeit, also auf leeren Magen trinken.

Hinweis: Dieses hochwertige Gemüse fördert allgemein die Funktions- und Steuerprozesse sowie die Elastizität und Jungerhaltung der Körper- und Gehirnzellen.

Stangensellerie

Wesentliche Inhaltsstoffe
Carotin, Vitamin B1, B2, B6, C, Niacin, Pantothensäure, Biotin, Folsäure, Kalium, Calcium, hochwertiges Natrium, Magnesium, Zink, Phosphor, Eisen, Kupfer, Chlorophyll, sekundäre Pflanzenstoffe, Bitterstoffe

Unterstützende Heilwirkung
Stangensellerie
- wirkt entwässernd
- besitzt eine mild anregende Wirkung auf den Stoffwechsel

Anwendung
Die grünen Blätter des Stangenselleries enthalten nicht nur wertvolles Chlorophyll, sondern auch sehr viele Vitalstoffe. Die Blätter sind deshalb eine gute Ergänzung für gemischte Gemüse- oder Getreidesuppen und eignen sich zur Zubereitung eines speziellen grünen Frischpflanzengetränks (Herstellung siehe Kapitel »Jungbrunnen aus grünen Pflanzensäften«, Seite 123 ff.).

Tomate

Wesentliche Inhaltsstoffe
Carotin, Vitamin B1, B2, B6, C, E, K, Biotin, Folsäure, Niacin, Pantothensäure, Kalium, Calcium, Magnesium, Natrium, Phosphor, Eisen, Kupfer, Zink, Kobalt, Nickel, Molybdän, Mangan, Selen, Lycopin, Fruchtsäuren, ätherische Öle, sekundäre Pflanzenstoffe wie z.B. Carotinoide, Phenolsäuren, Flavonoide, Terpene

Unterstützende Heilwirkung
Tomaten
- dienen dem Zellschutz (Lycopin)
- aktivieren den Stoffwechsel
- stimulieren die Sekretion der Verdauungsdrüsen
- haben eine antibakterielle Wirkung
- können antikanzerogen wirken

Hinweis: Lycopin ist ein Carotinoid, das der Tomate die charakteristische rote Farbe verleiht. Lycopin ist ein wichtiger Zellschutzfaktor gegen freie Radikale. Der Lycopin-Gehalt erhöht sich um ein Vielfaches, wenn die Tomaten schonend gedünstet bzw. erwärmt werden.

Tipp: 1 x wöchentlich ein Spaghetti-Gericht mit frischer Tomatensauce, frisch gepresstem Knoblauch, frischen grünen Kräutern und Olivenöl 1. Pressung fördert den Zellschutz.

Vorsicht! Ausschließlich reife Früchte verwenden! Unreife Früchte enthalten das sog. Tomatin. Dieses wird direkt unter der Schale gebildet und befindet sich in den grünen Stellen der Nachtschattengewächse. Es kann Magen-Darm-Beschwerden verursachen!
Tomaten sollten nicht im Kühlschrank aufbewahrt werden.

Zwiebel

Wesentliche Inhaltsstoffe

Carotin, Vitamin B1, B2, B6, C, E, Niacin, Pantothensäure, Calcium, Kalium, Phosphor, Silizium, Selen, Jod, Eisen, Fluor, Mangan, Kupfer, Zink, schwefelhaltige Aminosäuren, Senföle, schwefelhaltige ätherische Öle (Sulfide), pflanzliche Hormone, Prostaglandin A, sekundäre Pflanzenstoffe wie z.B. Quercetin, Glucokinine und Alliine

Unterstützende Heilwirkung

Die Zwiebel

- regt den Gallenfluss und die Verdauungsdrüsen an
- bringt die Körpersäfte wie Speichel, Darmsäfte, Lymphe usw. reichlich zum Fließen, stimuliert die Verdauungsenzyme
- hat aufgrund organisch gebundenen Schwefels eine gute antibakterielle Wirkung gegen negative Bakterien und Keime im Darm und baut Entzündungen im Verdauungssystem ab, wirkt blutreinigend und entgiftend
- hilft gegen hohen Blutdruck und kann erhöhte Cholesterinwerte senken
- wirkt schleimlösend und heilend bei Husten und Heiserkeit (vorzugsweise als Zwiebelsaft)
- wirkt hervorragend antiseptisch, z.B. bei Insektenstichen (äußerlich angewendet)
- verbessert – ähnlich wie der Knoblauch – die Sauerstoffauswertung in den Zellen; es steht den Zellen mehr Sauerstoff zur Verfügung
- kann (wenn roh verzehrt) die Bildung von Blutgerinnseln in den Arterien verringern.
- wirkt vorbeugend gegen Arteriosklerose und, ähnlich wie Knoblauch, gegen Herzinfarkt und Schlaganfall
- kann unterstützend (neben einer sehr hochwertigen Ernährung) die Krebsentstehung verhindern

Anwendung

Zwiebeln sollte man nach Empfinden vorzugsweise täglich roh verzehren. Fein gehackt und sehr gut gekaut sind sie in der Regel gut verträglich. Die heilende und vorbeugende Wirkung entfaltet sich bei ca. ¼ Rohzwiebel pro Tag.

Hinweis: Bei Erkältungen, Husten und Bronchitis kann man sich entweder selbst Zwiebelsaft kochen oder im Reformhaus den Zwiebelsaft aus Frischpflanzen kaufen.

> *»Oft vergessen wir die elementarste aller Regeln für den Arzt, dass nämlich eine richtige Ernährung der wichtigste Faktor für die Förderung und Erhaltung der Gesundheit ist und die falsche Ernährung den wichtigsten Einzelfaktor in der Verursachung von Krankheit darstellt.«*
>
> Dr. Robert McCarrison, Ernährungsforscher

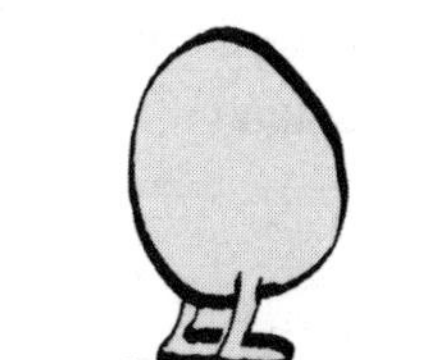

Grüne Blattsalate – gigantische Speicherzentren der Sonnenenergie

Grüne Salatblätter sind Gesundheitsförderer ersten Ranges und werden seit langem als hochwertiges Lebens- und unterstützendes Heilmittel geschätzt. Der grüne Pflanzenfarbstoff (Chlorophyll) im Blattgrün ist für Mensch und Tier überaus wichtig. Die Pflanze stellt aus dem Kohlendioxid der Luft und Wasser sowie mithilfe von Sonnenenergie und dem blatteigenen Chlorophyll durch Photosynthese Kohlenhydrate her. Dabei wird der lebensnotwendige Sauerstoff freigesetzt.

Das Chlorophyll im Blattgrün gehört chemisch zu der Gruppe der Lipochrome. Darunter versteht man gelbe bis orange Pflanzenfarben, die man z.B. in der gelben Paprika oder auch in Karotten findet.

Chlorophylle sind Magnesiumkomplexe, die für die Photosynthese benötigt werden. Sie nehmen über so genannte Chloroplasten (hochentwickelte Membransysteme) Lichtenergie auf und können diese über bestimmte Reaktionszentren als elektrische Energieform weiterleiten und speichern.

Das hochwertige Magnesium selbst ist ein wertvoller Enzymaktivator. Ca. 300 Enzyme im Organismus benötigen Magnesium als Co-Aktivator.

Wesentliche Inhaltsstoffe

Chlorophyll, Eisen, sekundäre Pflanzenstoffe, Magnesium, Bitterstoffe wie Intybin, Carotin, Vitamin B1, B2, C, K, Folsäure, Niacin, Kupfer, Calcium, Natrium, Kalium, Zink, Mangan, Selen

Unterstützende Heilwirkung

Blattsalate

- sind ein unentbehrlicher Faktor bei der Blutbildung und Sauerstoffbindung im Organismus (hoher Chlorophyll-, Eisen- und Magnesiumgehalt)
- besitzen aufgrund der milden Bitterstoffe eine galle- und harntreibende Wirkung
- stimulieren die Verdauungssäfte aus Pankreas, Galle und Dünndarm und unterstützen die Verdauungsfunktion
- frische grüne Blätter liefern den Zellen und Geweben über die Photosynthese hochwertige Sonnen- und Lichtenergie aus dem Kosmos und fördern dadurch nachhaltig die Zellatmung und den Zellstoffwechsel im gesamten Organismus, ein wesentlicher Faktor, um den biologischen Alterungsprozess des menschlichen Körpers zu verlangsamen
- unterstützen durch das lebenswichtige Chlorophyll sowie durch die zuvor aufgeführten Vitalstoffe in ihrem Zusammenwirken maßgeblich die präzisen Funktionen im Gehirn, Nerven-, Hormon- und Zellsystem

Auch bei Konzentrationsstörungen, Eisen- und Energiemangel ist frischer, biologischer grüner Blattsalat ein erstrangiges Lebens- und Heilmittel. Da es der Übersäuerung in den Körperflüssigkeiten entgegenwirkt, ist dieses wertvolle Blattgrün ein idealer Ernährungsfaktor bei Neigung zu den typischen Stoffwechselkrankheiten wie z.B. Arthritis, Arthrose, Magen-, Leber-, Galle-, Pankreas- und Nierenerkrankungen.

Das in grünen Blättern enthaltene Vitamin K (Phyllochinon) fördert die Bildung verschiedener physiologischer Blutgerinnungsfaktoren. Unter anderem kann es die Synthese des Enzyms Prothrombin und wahrscheinlich die ß-Globulinsynthese in der Leber steuern. Somit wirkt dieses Vitamin unterstützend bei der Verhinderung innerer und äußerer Blutungen, die aufgrund von schweren Entzündungen oder Verletzungen entstehen können.

Auch bei chronischen Dünn- und Dickdarmerkrankungen sind sehr gut gekaute grüne Blattsalate eine ideale Heilnahrung.
Biologisch angebaute, grüne Blätter unterstützen des Weiteren durch ihre wundervolle und ausgleichende Zusammensetzung die positive Charakterentwicklung des Menschen.
Friedfertigkeit, Ruhe, Harmonie und Ausgeglichenheit werden gefördert. Die Natur und ihre Gesetze zeigen in eindrucksvoller Weise, wie friedvoll, gesund und ausgeglichen diejenigen Tiere leben, die sich hauptsächlich von den wertvollen chlorophyllhaltigen Blättern ernähren (z.B. Schafe, Rehe, Zebras, Kühe usw.). Aggressive, reizende und säuernde Stoffe fehlen in diesen Lebensmitteln.

Anwendung
Aus all diesen Gründen sollte dieses gesundheitsfördernde vitalstoffreiche Gemüse mit dem grünen Pflanzenfarbstoff Chlorophyll und der gespeicherten Sonnenenergie einen festen Platz in der täglichen Ernährung haben. Es ist optimal verträglich und kann selbst von Menschen mit einem gestörten Verdauungssystem bei richtigem Essverhalten (intensives Kauen) gut aufgeschlossen und ausgewertet werden.

Verdauungsfreundliche Sorten sind: Kopfsalat, Feldsalat (Rapunzel), Portulak, Endiviensalat und Chicoreesalat.

Weitere Sorten sind: Radicchio, Chinakohl, Eissalat, Novita, Batavia, Romano und Rauke.

Milchsaure Gemüse und Säfte fördern die Mikroprozesse im Darm, Gehirn und Nervensystem

Milchsaure Gemüsearten und Gemüsesäfte sind für die Gesund- und Jungerhaltung des Organismus einschließlich Gehirn und Nervensystem besonders wertvoll und sollten abwechselnd in den täglichen Gesundheitsplan integriert werden. Bei der Entstehung des milchsauren Gemüses wird ein großer Teil der Kohlenhydrate durch die Milchsäure-Bakterien in L(+)Milchsäure umgewandelt. Im Verlauf dieses Stoffwechselprozesses erfährt das Gemüse bzw. der Saft bereits eine Art Vorverdauung. Dadurch wird die körpereigene Aufbereitungs- und Resorptionsarbeit enorm entlastet, sodass die Verdauung im Körper schneller und mit weniger Energieaufwand erfolgen kann. Zellen und Gehirn werden somit rascher mit lebenswichtigen Vital- und Aufbaustoffen versorgt. Folgende milchsaure Lebensmittel sind besonders empfehlenswert:

Gemüse: Sauerkraut, Dillgurken, Brechbohnen, Rote Bete oder Mischgemüse
Säfte: Sauerkraut-, Karotten-, Rote Bete-, Sellerie- oder Mischsaft

Wesentliche Inhaltsstoffe
Carotine, Vitamin B1, B2, B6, B12, C, K, Pantothensäure, Niacin, Folsäure, Schwefel, Cholin, Acetylcholin (im Sauerkrautsaft), verschiedene Fermente – sowie Natrium, Kalium, wertvolles Calcium und Magnesium, Mangan, Kobalt, Kupfer, Zink, Molybdän, Phosphor, Fluor, sekundäre Pflanzenstoffe.
Außerdem sind milchsaure Produkte von speziellen Mikroorganismen begleitet.

Unterstützende Heilwirkung

- Milchsäurebakterien fördern die Regeneration der Darmflora und des Stoffwechsels im gesamten Organismus; Fäulnis und Gärungsprozessen im Verdauungsapparat wird schützend entgegengewirkt.
- Der pH-Wert der milchsauren Produkte gleicht in etwa dem physiologischen Wert der Darmflora. Dadurch wird die Wiederansiedlung der gesundheitsfördernden Darmbakterien im Dünn- und Dickdarmbereich unterstützt.
- Milchsäure verbessert das Energiepotential im Darmbereich und unterstützt sämtliche Funktionsprozesse, einschließlich der Präzision der Mikroorganismen. Die Tätigkeit der Verdauungsdrüsen (insbesondere der Bauchspeicheldrüse) kann gefördert und dadurch eine verbesserte Aufspaltung von Eiweißen, Fetten und Kohlenhydraten erreicht werden.
- Die Stoffwechseltätigkeit und Durchblutung in der Leber wird verbessert. Milchsäure ist ein schneller Energielieferant für Körper- und Gehirnzellen.
- Die Resorption von Folsäure, Eisen und anderen Mineralien und Spurenelementen wird erleichtert. Die physiologische Vitamin-B12- und Vitamin-K-Produktion im Darm wird gefördert.
- Es kann zu einer Verringerung erhöhter Blutfettwerte kommen; auch Ablagerungen in den Gefäßinnenwänden können sich in Verbindung mit einer hochwertigen Zellernährung abbauen.
- Milchsaure Produkte reinigen und entschlacken das Gewebe. Dies fördert die Gesunderhaltung des Bindegewebes.
- Das hochwertige Vitamin C (vor allem im Sauerkraut und im Sauerkrautsaft) stimuliert das körpereigene Immun- und Abwehrsystem und reinigt das Verdauungssystem von Stoffwechselschlacken.
- Die Sauerstoffauswertung in den Zellen sowie die Zellatmung wird verbessert. Dieser Aspekt ist auch bei Tumorerkrankungen eine wertvolle zusätzliche Hilfe.

- Die hochwertigen Kohlenhydrate in milchsauren Lebensmitteln können im Darm wesentlich leichter aufgespalten werden. Deshalb eignen sie sich auch bestens für den Diabetiker-Stoffwechsel.

Milchsaure Gemüse und Säfte enthalten in hochwertiger Qualität die Vorstufe des lebenswichtigen Überträgerstoffs Acetylcholin (z.B. im Sauerkrautsaft). Dieses biochemische Element spielt bei der Übertragung von Impulsen im Gehirn und Nervensystem eine zentrale Rolle.

Anwendung
Gemüse: 2- bis 3-mal wöchentlich nach Empfinden eine kleine Menge frisches Sauerkraut, milchsaures Gemüse oder Mischgemüse in den Rohkostteller geben.

Saft: Nach Empfinden täglich ein Glas entweder 20 Minuten vor einer Mahlzeit oder zwischen zwei Hauptmahlzeiten. Die unterstützende Heilwirkung bei bestehenden Krankheiten wird vor allem durch eine kurmäßige Einnahme der Säfte erreicht. Im Handel stehen hierfür auch hochwertige milchsaure Mischsäfte zur Verfügung: z.B. Breuss-Bio-Gemüsesaft in bester Qualität von der Fa. Voelkl und Biotta. B-Aktiv-Gemüsesaft von der Fa. Rabenhorst sowie weitere wertvolle Mischsäfte auch von der Fa. Eden.

Erhältlich in Reformhäusern und Naturkostläden.

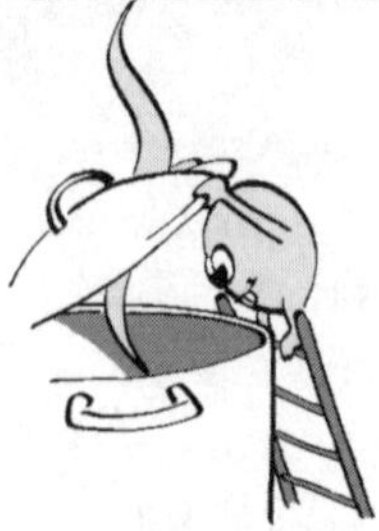

Verschiedene Dünstgemüsearten als wertvolle Ernährungsmedizin

Schonend gedünstetes Gemüse ist bekömmlicher und einfacher zu verdauen als Rohkost. Das Dünsten erleichtert das Aufspalten und Auswerten der einzelnen Mineralstoffe, Spurenelemente und sekundären Pflanzenstoffe (siehe auch S. 74). Bei Neigung zur Verdauungsschwäche ist dies ein wichtiger Aspekt. Die Darmschleimhäute werden nicht gereizt, vielmehr wird ihre Regeneration unterstützt.

Stängel- und Wurzelgemüse (vor allem Karotten) besitzen hervorragende Pektinarten, die durch das schonende Dünsten von der Zellulose befreit werden und so vom Organismus besser aufgenommen werden können. Diese besonderen Schutzstoffe haben im Magen-, Dünn- und Dickdarmbereich sowie im gesamten Stoffwechselgeschehen ausgezeichnete Heilwirkungen:

- Pektine sind hochmolekulare Kohlenhydratverbindungen, die besonders in den Zellwänden von Früchten und Gemüsen vorkommen.
- Sie binden Stoffwechselgifte sowie gefährliche und krank machende Fäulnisbakterien im Darm und entfernen diese schonend über den Darm aus dem Körper.
- Sie schützen die Darmschleimhäute vor schädlichen Belastungen (z.B. verursacht durch denaturierte Nahrungs- und Genussmittel).
- Sie unterstützen und erleichtern nachhaltig die ständige Ansiedlung der gesundheitsfördernden Mikroorganismen im Dünn- und Dickdarmbereich sowie die Regeneration des gesamten Verdauungssystems.
- Sie zeigen eine cholesterinsenkende Wirkung und können in der Folge die Gefäßinnenwände vor schädlichen Fettab-

lagerungen schützen, die eventuell langfristig zur gefährlichen Arteriosklerose im Körper und Gehirn führen.

Um den Qualitätsverlust an Vitaminen und anderweitigen Vitalstoffen möglichst gering zu halten, sollte man sich um die richtige Zubereitung des Gemüses bemühen. Das schonendste Verfahren ist das Dünsten. Das Gemüse wird mit wenig Wasser in einen Topf gegeben und kurz zum Köcheln gebracht. Anschließend lässt man es, nachdem man die Herdplatte zurück- oder ausgeschaltet hat, schonend weitergaren. Die Garzeiten variieren je nach Konsistenz der Lebensmittel; Wurzelgemüse erfordert eine längere Garzeit als Stängel- und Blattgemüse.
Die Wärmebehandlung soll das Gemüse auf schonendste Art und Weise zu einer aromatischen Entfaltung bringen.

Zum Dünsten sollte man entweder emailbeschichtete Töpfe mit Glasdeckel oder Porzellan bzw. Glastöpfe verwenden. Zum einen kann das Gemüse in solchen Töpfen »simmern«, d.h. in ruhigem Wasser schonend garen. Damit lässt sich bis zu 60% Energie einsparen. Zum anderen wird der Dünstvorgang mithilfe des Deckels beschleunigt, da der Dampf des eigenen Saftes zusätzlich eine unterstützende Funktion einnimmt.
Fein geschnittenes Gemüse benötigt grundsätzlich weniger Garzeit. Hülsenfrüchte wie Linsen oder Bohnen müssen allerdings längere Zeit leicht geköchelt werden, da sie erst dann vom Organismus gut ausgewertet werden können und bei gründlichem Kauen keine Verdauungsstörungen (z.B. Blähungen) hervorrufen. Linsen gart man ca. 40 bis 60 Minuten, Bohnen (je nach Art) ca. 1 bis 2 Stunden. Bei einem geschwächten Verdauungssystem empfiehlt es sich, die fertig gedünsteten Hülsenfrüchte (z.B. die wertvollen Kichererbsen) zu pürieren. So sind sie bedeutend besser zu verdauen und die wertvollen Vitalstoffe effektiver auszuwerten.

Ein weiterer wesentlicher Faktor ist die optimale Kombination der einzelnen Gemüsearten, denn in der Harmonie und Einfachheit liegt der Schlüssel zur vitalen Gesundheit. Harmonisch zusammengestellte Gemüsesorten können besser verdaut und ausgewertet werden. Damit wird Blähungen und anderen Störungen automatisch vorgebeugt.
Auf Seite 190 befindet sich eine hilfreiche Übersicht für die harmonische und verdauungsfreundliche Zusammensetzung von Gemüsemahlzeiten. Die Ausgewogenheit in der Nahrung bildet ein wichtiges Fundament, um einen optimalen Nährboden für die körperfreundlichen Mikroorganismen zu schaffen und ein biologisches Gleichgewicht im Säure-Basenhaushalt herzustellen.
Das Verdauungssystem spielt eine Schlüsselrolle für die präzisen Funktionsabläufe im gesamten Organismus. Nur wenn es gesund und leistungsfähig ist, können auch die anderen Zellen und Organe des Körpers einen optimalen Beitrag zu Vitalität und Wohlergehen erbringen. Deshalb sollte man sich ständig um eine wertvolle Ernährungs- und Lebensweise sowie gutes Essverhalten bemühen. Dadurch werden Funktionsstörungen im gesamten Verdauungsbereich gemindert bzw. verhindert.

// Schonend gedünstetes Gemüse stimuliert die Regeneration im Zell- und Verdauungssystem.

Nachfolgende Empfehlungen für die gesundheitsbewusste Küche und fortschrittlich orientierte Heil- und Ernährungskunde geben einen Überblick über die wertvollsten Dünstgemüsearten. Harmonie und Ausgeglichenheit in der Zusammenstellung der Lebensmittel entlasten den Stoffwechsel bei gutem Essverhalten. Die dadurch eingesparten und freiwerdenden Energien können für andere wichtige Heil- und Regenerationsprozesse im Körper, Gehirn, Zell- und Hormonsystem Verwendung finden. Es wird empfohlen, innerhalb einer Mahlzeit nicht mehr als drei bis vier Gemüsearten zu kombinieren.

Blumenkohl

Harmoniert gut mit: Karotten, Fenchel, Kartoffeln in kleinen Mengen oder alleine als Mahlzeit

Wesentliche Inhaltsstoffe
Carotin, Vitamin B1, B2, B6, C, E, K, Calcium, Kalium, Natrium, Magnesium, Eisen, Jod, Fluor, Phosphor, Zink, Mangan, Kobalt, Nickel, Molybdän, Selen, Silizium, Kupfer, Biotin, Niacin, Folsäure, Pantothensäure, gut auswertbare Kohlenhydrate, sekundäre Pflanzenstoffe wie z.B. Sulforaphan, Glukosinolate

Unterstützende Heilwirkung
Blumenkohl

- beinhaltet leicht auswertbare Stärke. Als Abendmahlzeit fördert er die nächtliche Regeneration der Körper- und Gehirnzellen
- hält aufgrund seines Vitamin-K-Gehalts (Anti-Thrombose-Vitamin) die physiologischen Blutgerinnungsfaktoren unterstützend im Gleichgewicht
- unterstützt die Regeneration der Darmschleimhaut und fördert den Heilungsprozess bei Gastritis und Magen-Darmgeschwüren
- unterstützt Herz-, Kreislauf- und Nierenfunktionen
- gilt als Aufbaugemüse während oder nach Krankheiten
- enthält in geringen Mengen den molekularen Zellschutzstoff Sulforaphan

Hinweis: Bei Neigung zu Blähungen sollte man den wertvollen Blumenkohl separat oder als pürierte Blumenkohlsuppe verzehren.

Bohnen weiß und rot

Harmonieren gut mit: Karotten, Zucchini, Hokaido-Kürbis, ein wenig Kartoffeln oder Tomaten.

Wesentliche Inhaltsstoffe
Beta-Carotin, Vitamin B1, B2, B6, C, E, K, Niacin, Folsäure, Pantothensäure, Kalium, Calcium, Magnesium, Eisen, Phosphor, Zink, Selen, Kupfer, Mangan, Kobalt, Nickel, Molybdän, hochwertige Eiweiße, sekundäre Pflanzenstoffe wie z.B. Saponine, Quercetin, Glucokinine

Unterstützende Heilwirkung
Getrocknete Bohnen besitzen einen höheren Eiweiß- und Kohlenhydratgehalt als frische.
Bohnen

- haben eine regenerierende Wirkung auf Leber, Galle, Pankreas, Gehirn und Zellsystem
- haben durch die enthaltenen Glucokinine eine leicht antidiabetische Wirkung, d.h. können wie der Bohnenschalentee den Abbau erhöhter Blutzuckerwerte unterstützen (Glucokinine sind ebenfalls in Zwiebeln und Brennnesseln enthalten)
- haben eine beruhigende Wirkung auf das Nervensystem

Bei Darmerkrankungen sollte man bis zur Ausheilung die etwas schwer verdaulichen Hülsenfrüchte mit einem Mixer pürieren.

Anwendung
Ca. 1 bis 2 Stunden leicht köcheln. Zur besseren Verdauung pürieren. Auch die Zugabe von z.B. Kräutern der Provence kann die Verdauungsarbeit sanft unterstützen.

Hinweis: Bei Neigung zu Stoffwechselstörungen und Gichtanfällen sollte man Bohnen nicht in sehr großen Mengen verzehren.

Broccoli

Harmoniert gut mit: Zucchini, Karotten, Kartoffeln, Fenchel, Sellerie, Kürbis, Süßkartoffeln, ein wenig Tomaten, Naturreis oder Hirse.

Wesentliche Inhaltsstoffe
Carotin, Vitamin B1, B2, B6, C, E, K, Calcium, Magnesium, Kalium, Eisen, Schwefel, Phosphor, Natrium, Silizium, Niacin, Mangan, Kobalt, Molybdän, Selen, Kupfer, Zink, Pantothensäure, Folsäure, pflanzliche Eiweißbausteine, sekundäre Pflanzenstoffe wie z.B. Sulforaphan, Glucosinolate, Chlorophyll

Unterstützende Heilwirkung
Der wertvolle Broccoli

- unterstützt die physiologischen Blutgerinnungsfaktoren (Vitamin K), wodurch evtl. einer Thromboseentstehung vorgebeugt werden kann
- fördert eine normale Schilddrüsenfunktion
- wirkt immun- und abwehrsteigernd
- stimuliert die körpereigene Entgiftung und Reinigung, vornehmlich im Leberbereich
- unterstützt die Haut- und Augenregeneration (Vitamin A und Chlorophyll)
- fördert die Gehirn- und Zellregeneration
- enthält in geringen Mengen molekularen Zellschutzstoff (Sulforaphan), der Eiweißmoleküle in der Zelle aktivieren und möglicherweise Tumor- bzw. Krebswachstum unterstützend verhindern kann

Frische grüne Erbsen

Harmonieren gut mit: Karotten, Fenchel, Zucchini, Spargel, Tomaten, Petersilienwurzel, ein wenig Kartoffeln oder Süßkartoffeln, Naturreis, Hirse, Quinoa oder Bulgur.

Wesentliche Inhaltsstoffe
Beta-Carotin, Vitamin B1, B2, B5, C, E, K, Magnesium, Kalium, Calcium, Natrium, Eisen, Phosphor, Lecithin, Folsäure, Niacin, Pantothensäure, Biotin, Silizium, Selen, Mangan, Kobalt, Kupfer, Molybdän, Aminosäuren, sekundäre Pflanzenstoffe

Unterstützende Heilwirkung
Frische Erbsen

- fördern die präzisen Funktionsabläufe der Körper- und Gehirnzellen
- sind ein mildes Aufbaumittel in der Rekonvaleszenz

Hinweis: Grüne Erbsen werden in der Regel als Beilage zu den o.g. Lebensmitteln gegeben.

Fenchel

Harmoniert gut mit: Karotten, Zucchini, Tomaten, Broccoli, Okra, Paprika, Kartoffeln oder Süßkartoffeln, Naturreis, Hirse, Quinoa, Bulgur, Buchweizen.

Wesentliche Inhaltsstoffe und unterstützende Heilwirkung
siehe Kapitel »Verschiedene Rohgemüsearten als wertvolle Ernährungsmedizin«, Seite 142 ff.

Grünkohl

Harmoniert gut mit: Karotten, Kartoffeln, Süßkartoffeln, Naturreis, Hirse.

Wesentliche Inhaltsstoffe
Carotin, Vitamin B1, B2, B6, C, E, Niacin, Pantothensäure, Biotin, Folsäure, Natrium, Kalium, Calcium, Mangan, Magnesium, Kupfer, Selen, Eisen, Zink, Phosphor, Aminosäuren, sekundäre Pflanzenstoffe, Chlorophyll

Unterstützende Heilwirkung
Grünkohl

- hat aufgrund seines hohen Kaliumgehalts eine entwässernde Wirkung und entlastet so Herz und Nieren, kräftigt die Blase
- wirkt verdauungsfördernd
- kann unterstützend antikanzerogen wirken (Krebskranke sollten zur Saison jeden 2. Tag ein frisch zubereitetes grünes Getränk aus Grünkohl zu sich nehmen)
- fördert den Zellstoffwechsel und die Zellatmung, wirkt reinigend und entschlackend
- fördert die Regeneration der Sehkraft und der Haut
- regt die biochemischen Funktionsprozesse in den Körper- und Gehirnzellen an

Hinweis: siehe auch das Kapitel »Jungbrunnen aus grünen Pflanzensäften«, Seite 123 ff.

Gurke

Harmoniert gut mit: Kartoffeln, Karotten, Paprika, Tomaten, frischen Erbsen, Naturreis oder Hirse.

Wesentliche Inhaltsstoffe und Unterstützende Heilwirkung
siehe Kapitel »Verschiedene Rohgemüsearten als wertvolle Ernährungsmedizin«, Seite 142 ff.

Karotte

Harmoniert gut mit: fast allen Gemüse- und Getreidearten.

Wesentliche Inhaltsstoffe und unterstützende Heilwirkung
siehe Kapitel »Verschiedene Rohgemüsearten als wertvolle Ernährungsmedizin«, Seite 142 ff.

Kartoffel

Harmoniert gut mit: Karotten, Zucchini, frischen grünen Schnittbohnen, Tomaten, Spinat, Mangold, Sellerie, Spargel, Rote Bete, etwas Wirsing oder frischen Erbsen, kleine Mengen Blumen oder Rosenkohl.

Wesentliche Inhaltsstoffe
Carotin, Vitamin B1, B2, B6, C, E, K, Niacin, Pantothensäure, Biotin, Folsäure, Calcium, Kalium, Magnesium, Phosphor, Kupfer, Zink, Eisen, Fluor, Kobalt, Nickel, Molybdän, Vanadium, Selen, Mangan, Solanin, gut auswertbare Stärke und Eiweißarten, sekundäre Pflanzenstoffe

Unterstützende Heilwirkung
Kartoffeln

- sind Schutzkost für Magen und Darm

- fördern den Heilungsprozess bei Schleimhautentzündungen im Magen-, Dünn- und Dickdarmbereich, binden erhöhte Säurewerte im Magen
- haben aufgrund ihres hohen Kaliumgehalts eine entwässernde Wirkung und entlasten so Herz und Nieren
- wirken ausgleichend auf den Säure-Basenhaushalt und haben daher eine regenerierende Wirkung bei mit Übersäuerung einhergehenden Rheuma- und Gichterkrankungen
- lindern krampfartige Beschwerden im Magen- und Darmbereich
- fördern die Ruhe und Ausgeglichenheit und eignen sich deshalb auch als Abendmahlzeit

Vorsicht! Die grünen Teile der Kartoffel enthalten ein giftiges Alkoloid, das man Solanin nennt. Man sollte deshalb beim Dünsten die grünen Teile der Kartoffel entfernen. Wenn gelagerte Kartoffeln schon Triebe bekommen, sollte man sie auch nicht mehr verwenden.

Kichererbsen

Harmonieren gut mit: Karotten, Fenchel, Zucchini, Tomate – mit etwas Vollreis eine intensive Kraftnahrung.

Wesentliche Inhaltsstoffe
Carotin, Vitamin B1, B2, B6, C, Folsäure, Pantothensäure, Niacin, Magnesium, Calcium, Kalium, Eisen, Phosphor, wertvolle essentielle Aminosäuren, sekundäre Pflanzenstoffe

Unterstützende Heilwirkung
Kichererbsen
- dienen dem Aufbau und Erhalt der Körper- und Muskelsubstanz

- sind durch die essentiellen pflanzlichen Aminosäuren wertvolle Bausteine für Körper- und Gehirnzellen, deshalb im Rahmen einer gesundheitsfördernden fleischlosen Ernährung ca. einmal wöchentlich empfehlenswert.

Anwendung
Ca. 90 bis 120 Minuten schonend köcheln. Können zur besseren Verdauung mit einem Mixer fein püriert werden.

Kürbis

Harmoniert gut mit: Karotten, frischen Erbsen, Zucchini, Fenchel, weißen Bohnen, Broccoli, kleinen Mengen Kartoffeln, Naturreis.

Wesentliche Inhaltsstoffe
Carotin, Vitamin B1, B2, B6, C, E, Niacin, Biotin, Folsäure, Pantothensäure, Kieselsäure, Zink, Kupfer, Eisen, Molybdän, Magnesium, Phosphor. Kürbiskerne enthalten außerdem hormonähnliche Substanzen, Phytosterine und pflanzliches Öl, sekundäre Pflanzenstoffe

Unterstützende Heilwirkung
Kürbis

- regt die Nieren und Blasentätigkeit an, kräftigt die Blasenmuskulatur
- unterstützt bei Herz-, Nieren- und Leberleiden die Ausschwemmung von Ödemen
- kann negative Keime im Verdauungssystem binden, Schlacken im Dünn- und Dickdarmbereich lösen und deren Ausscheidung unterstützen

Kürbis*kerne*
- sind eine hervorragende Zinkquelle
- zeigen eine milde Heilwirkung bei Neigung zur Prostatavergrößerung und erschwertem Wasserlassen
- stärken und kräftigen die Blasenmuskulatur
- können bei Frau und Mann Dysfunktionen im Hormonsystem ausgleichen

Lauch

Harmoniert gut mit: Kartoffeln, Karotten, Tomaten, Zucchini, Naturreis.

Wesentliche Inhaltsstoffe
Vitamin B1, B2, B6, C, E, Niacin, Kalium, Calcium, Magnesium, Natrium, Silizium, Mangan, Kupfer, Eisen, Phosphor, Kobalt, Zink, Nickel, Molybdän, Selen, Schwefel, Senföle, pflanzliche Schleimstoffe, sekundäre Pflanzenstoffe

Unterstützende Heilwirkung
Lauch
- enthält pflanzliche Schleimstoffe, welche die Dünn- und Dickdarmschleimhäute schützen, regenerieren und die Ansiedlung positiver Mikroorganismen im Darm fördern
- kann die Bildung von Fäulnisprozessen im Darm verhindern
- unterstützt die Leber-, Gallen- und Nierenfunktion, wirkt allgemein stoffwechselanregend
- stimuliert die Verdauungsdrüsen mithilfe von Schwefel und Senfölen
- kann in Verbindung mit einer vielseitigen Gesundheitskost blutzuckersenkend wirken
- sollte im gedünsteten Zustand verwendet werden

Linsen

Harmonieren gut mit: Karotten, Zucchini, Kartoffeln, Tomaten, Zwiebeln.

Wesentliche Inhaltsstoffe
Vitamin A, B1, B2, B6, C, Folsäure, Pantothensäure, Niacin, Eisen, Magnesium, Calcium, Kalium, Kupfer, Kobalt, Molybdän, Selen, Zink, Nickel, Fluor, Phosphor, wertvolle Aminosäurenquelle, sekundäre Pflanzenstoffe wie z.B. Saponine, Phytoöstrogene, Phenolsäuren

Unterstützende Heilwirkung
Linsen

- liefern wertvolle Eiweißbausteine
- unterstützen die Regeneration von Zellen, Gehirn und Nervensystem
- unterstützen das Hormonsystem in den Wechseljahren
- geben Kraft und Energie

Anwendung
Ca. 40 bis 60 Minuten schonend köcheln. Um das kostbare Eisen in den Linsen besser auswerten zu können, ½ Esslöffel echten Obstessig während des Essens in die Linsen geben.

Hinweis: Es gibt ein vielfältiges Angebot verschiedener Linsensorten, die man abwechselnd zu sich nehmen sollte. Linsen sind eine sehr wertvolle Ernährungsmedizin, die man mehrmals wöchentlich als Hauptmahlzeit oder Beigabe verzehren sollte.

Mangold

Harmoniert gut mit: Karotten, Kartoffeln, Fenchel, Naturreis.

Wesentliche Inhaltsstoffe
Carotin, Vitamin B1, B2, C, Calcium, Kalium, Phosphor, Schwefel, Eisen, Natrium, Kupfer, Folsäure, Niacin, Pantothensäure, sekundäre Pflanzenstoffe wie z.B. Saponine, Chlorophyll, Raphanol, Betain, wenig Oxalsäure

Unterstützende Heilwirkung
Mangold
- fördert die Regeneration des Leberstoffwechsels
- regt Galle und Verdauungsdrüsen an
- unterstützt die Ausscheidung von Schlacken über die Nieren
- stimuliert die Blutbildung
- fördert die Regeneration der Schleimhäute

Hinweis: Mangold sollte nicht aufgewärmt werden.

Okra

Harmoniert gut mit: Karotten, Zucchini, Tomaten, Sellerie, Petersilienwurzel, Peperoni, Paprika, Kartoffeln, Fenchel, Wirsing, Gemüsesuppen sowie Naturreis.

Wesentliche Inhaltsstoffe
Carotin, Vitamin B1, B2, C, Niacin, Calcium, Magnesium, Kalium, Eisen, Phosphor, empfehlenswerte symbiosefreundliche Schleimstoffe, sekundäre Pflanzenstoffe, Sterine

Unterstützende Heilwirkung
Okra

- enthält ideale pflanzliche Schleimstoffe für die Regeneration der Dünn- und Dickdarmflora, deshalb sehr empfehlenswert
- verbessert den Nährboden im Verdauungssystem
- unterstützt sanft die Ausheilung von Magen- und Darmerkrankungen, speziell Gastritis, Morbus Crohn und Colitis ulcerosa

Anwendung
Einige Okraschoten in kleine Stücke aufschneiden und zusammen mit anderen Gemüsearten oder einer Getreideart schonend dünsten. Dadurch werden die heilungsfördernden pflanzlichen Schleimstoffe freigesetzt. Okra wirkt sehr gesundheitsfördernd auf die Schleimhäute des gesamten Verdauungssystems.

Paprika / Peperoni

Harmoniert gut mit: Zucchini, Kartoffeln oder Süßkartoffeln, Karotten, Tomaten, Fenchel, Pastinake, Petersilienwurzel, Naturreis, Hirse, Quinoa.

Wesentliche Inhaltsstoffe und unterstützende Heilwirkung
siehe Kapitel »Verschiedene Rohgemüsearten als wertvolle Ernährungsmedizin«, Seite 142 ff.

Pastinake

Harmoniert gut mit: Karotten, Zucchini, Fenchel, Gurken, Paprika, Okra, Kartoffeln, Süßkartoffeln, Broccoli, Lauch, Tomaten.

Wesentliche Inhaltsstoffe und unterstützende Heilwirkung
siehe Kapitel »Verschiedene Rohgemüsearten als wertvolle Ernährungsmedizin«, Seite 142 ff.

Petersilienwurzel

Harmoniert gut mit: Karotten, Fenchel, Paprika, Zucchini, Erbsen, Mangold, Okra, Lauch, Broccoli.

Wesentliche Inhaltsstoffe
Carotin, Vitamin B1, B2, B6, C, Niacin, Kalium, Calcium, Magnesium, Eisen, Phosphor, ätherische Öle (z.B. Myristicin), sekundäre Pflanzenstoffe; bei sehr guter Bodenqualität vermag die Petersilienwurzel weitere wertvolle Spurenelemente aus der Erde aufzunehmen

Unterstützende Heilwirkung
Petersilienwurzel

- regt die Wasserausscheidung an
- fördert den Stoffwechsel
- hat eine regenerierende Wirkung auf die Schleimhäute im Organismus
- kann aufgrund des Apiolgehalts eine ausgleichende Hilfe für das gesamte Hormonsystem sein
- stimuliert die Verdauungsprozesse

Vor allem die grünen Petersilienkräuter haben hervorragende Heilwirkungen und sollten in keiner gesundheitsbewussten Küche fehlen.

Rosenkohl

Harmoniert gut mit: Kartoffeln, Karotten, Zucchini, Fenchel.

Wesentliche Inhaltsstoffe
Carotin, Vitamin B2, B6, B12, C, E, K, Niacin, Pantothensäure, Biotin, Folsäure, Calcium, Kalium, Magnesium, Eisen, Natrium, Phosphor, Kobalt, Kupfer, Zink, Molybdän, Selen, Mangan, einige Aminosäuren, sekundäre Pflanzenstoffe

Unterstützende Heilwirkung
Rosenkohl

- fördert aufgrund seiner Eiweißbausteine den Aufbau der Körpersubstanz
- stimuliert das körpereigene Enzymsystem
- regt die biochemischen Funktionsprozesse im Gehirn und Zellensystem an
- kann unterstützend antikanzerogen wirken

Rote Bete

Harmoniert gut mit: Karotten, wenig Kartoffeln, Sellerie, Zucchini, Fenchel.

Wesentliche Inhaltsstoffe und unterstützende Heilwirkung

siehe Kapitel »Verschiedene Rohgemüsearten als wertvolle Ernährungsmedizin«, Seite 142 ff.

Anwendung

Rote Bete sollte schonend gedünstet werden. Sehr schmackhaft ist auch Rote-Bete-Salat aus gedünsteten Knollen.

Schnittbohnen (grüne)

Harmonieren gut mit: Karotten, Kartoffeln, Zucchini, Fenchel.

Wesentliche Inhaltsstoffe

Carotin, Vitamin B1, B2, B6, C, E, K, Niacin, Biotin, Pantothensäure, Folsäure, Kalium, Calcium, Magnesium, Schwefel, Phosphor, Fluor, Molybdän, Mangan, Kupfer, Eisen, Zink, Nickel, Kobalt, Selen, Aminosäuren, sekundäre Pflanzenstoffe, Flavonoide, Glucokinine, Chlorophyll

Unterstützende Heilwirkung

Grüne Schnittbohnen

- fördern die Zell- und Gehirnregeneration sowie den Aufbau und die Funktion der Zellsubstanz
- haben eine ausgleichende Wirkung auf das Drüsen- und Nervensystem
- enthalten leicht auswertbare Eiweißbausteine
- aktivieren enzymatische Prozesse im Organismus
- wirken entwässernd, verbessern unterstützend den Zuckerstoffwechsel

Hinweis: Selbst bei eingeschränkter Verdauungsleistung können die Eiweißbausteine von grünen Brechbohnen bei richtigem Essverhalten gut ausgewertet werden.

Schwarzwurzeln

Harmonieren gut mit: Karotten, Fenchel, Tomaten, Spinat, Mangold, wenig Kartoffeln.

Wesentliche Inhaltsstoffe
Carotin, Vitamin B1, B2, B3, B6, C, E, K, Pantothensäure, Calcium, Kalium, Magnesium, Natrium, Eisen, Phosphor, Mangan, Kupfer, Zink, Asparagin, Tryptophan, Biotin, Niacin, Folsäure, Allantoin, Inulin, Cholin, Gleitstoffe, Bitterstoffe, sekundäre Pflanzenstoffe

Unterstützende Heilwirkung
Schwarzwurzeln

- regen Nieren, Blase und damit die Reinigung des Körpers an
- stimulieren allgemein die Drüsen im Organismus
- entlasten die Bauchspeicheldrüse (Inulin) und sind auch für Diabetiker gut geeignet
- fördern lebenswichtige enzymatische Prozesse im Gehirn und Zellsystem
- unterstützen Elastizität und Regeneration der Hautzellen (Allantoin)
- zeigen eine nervenberuhigende Wirkung, unterstützen die Leberfunktion

Anwendung
Schwarzwurzeln stets weich dünsten.

Sellerie

Harmoniert gut mit: Karotten, Rote Bete, Zucchini, Fenchel, etwas Paprika, Kartoffeln, Lauch, Naturreis, Gerste, Hafer, Quinoa oder Bulgur. Sellerie enthält hochwertiges biologisches Natrium und passt deshalb als natürliche Würze sehr gut zu Gemüse- und Getreidesuppen.

Wesentliche Inhaltsstoffe und unterstützende Heilwirkung

siehe Kapitel »Verschiedene Rohgemüsearten als wertvolle Ernährungsmedizin«, Seite 142 ff.

Spargel / Grünspargel

Harmoniert gut mit: Kartoffeln, Karotten.

Wesentliche Inhaltsstoffe

Carotin,Vitamin B1, B2, B6, C, E, K, Pantothensäure, Biotin, Niacin, Magnesium, Calcium, Kalium, Phosphor, Eisen, Jod, Folsäure, Selen, Mangan, Kupfer, Zink, Fluor, Asparagin, Purine, Aminosäuren, sekundäre Pflanzenstoffe wie z.B. Flavonoide und Saponine

Unterstützende Heilwirkung

Frischer Spargel

- fördert die Regeneration von Nieren und Blase
- kann die empfindlichen Nierenkanäle von Harnsäureablagerungen reinigen
- unterstützt die Gefäß-, Blut- und Lymphreinigung
- zeigt diuretische Wirkung und entlastet damit das Herz-Kreislaufsystem
- unterstützt die Leber- und Gallenfunktion

Vorsicht! Bei schweren Nierenerkrankungen und auch bei der Neigung zu Gicht sollte Spargel nur gelegentlich und in kleinen Mengen verzehrt werden!

Spinat

Harmoniert gut mit: Karotten, Kartoffeln oder Süßkartoffeln, Fenchel, Sellerie, entweder Naturreis, Quinoa oder Bulgur.

Wesentliche Inhaltsstoffe
Carotin, Vitamin B1, B2, B6, C, E, K, Niacin, Folsäure, Biotin, Pantothensäure, Calcium, Kalium, Natrium, Magnesium, Eisen, Phosphor, Schwefel, Jod, Mangan, Kobalt, Kupfer, Zink, Nickel, Fluor, Selen, Bitterstoffe, Sekretin, pflanzliche Enzyme, Oxalsäure, sekundäre Pflanzenstoffe wie z.B. Phytosterine, Lutein, Chlorophyll

Unterstützende Heilwirkung
Spinat

- stimuliert den Stoffwechsel und zahlreiche enzymatische Prozesse im Zellenstaat Körper
- regt die Bildung des Pankreassaftes (durch Sekretin) sowie weiterer verdauungsfördernder Säfte in Magen, Leber, Galle und in den Darmzellen an
- zeigt blutbildende Wirkung
- beeinflusst die physiologischen Blutgerinnungsfaktoren positiv
- kann in Verbindung mit einer hochwertigen lactovegetabilen Ernährung antikanzerogen wirken
- unterstützt Herz und Kreislauf, steigert die Abwehrkräfte

Hinweis: Verzehr je nach Empfinden max. 2- bis 3-mal pro Monat

Süßkartoffel

Harmoniert gut mit: mildem Mangold oder Spinat, Fenchel, Tomate, Zucchini, Karotten.

Wesentliche Inhaltsstoffe
Carotin, Vitamin B1, B2, B6, C, Niacin, Biotin, Folsäure, Pantothensäure, Kalium, Calcium, Magnesium, Phosphor, Eisen, Kupfer, Selen, Aminosäuren, leicht verdauliche Stärke und Zuckerarten, Inulin, qualitativ gute Farbschwingungen aus der Erde, sekundäre Pflanzenstoffe

Unterstützende Heilwirkung
Süßkartoffeln
- enthalten eine qualitativ gute Stärkeart und zeigen eine verdauungsfreundliche und symbiosefördernde Wirkung
- werden von den Verdauungsfermenten optimal ausgewertet und sind besonders für die Abendmahlzeit geeignet
- fördern die nächtliche Zell- und Gehirnregeneration
- dienen dem Wärme- und Energiehaushalt

Tomate

Harmoniert gut mit: fast allen anderen Gemüsearten auch als Zusatz sowie als Geschmacks- und Soßenverfeinerer. Tomaten sollten schonend gedünstet oder roh nur im reifen Zustand verzehrt werden.

Wesentliche Inhaltsstoffe und unterstützende Heilwirkung
siehe Kapitel »Verschiedene Rohgemüsearten als wertvolle Ernährungsmedizin«, Seite 142 ff.

Topinambur

Harmonieren gut mit: Karotten, Spinat oder mildem Mangold, etwas Tomaten, Zucchini, frischen grünen Schnittbohnen.

Wesentliche Inhaltsstoffe
Carotine, Vitamin B1, B2, C, Niacin, Magnesium, Calcium, Kalium, Phosphor, Eisen, Inulin, Farbschwingungen der Erde, leicht verdauliche Stärke und Zuckerarten, sekundäre Pflanzenstoffe

Unterstützende Heilwirkung
Topinambur

- enthält Inulin und zeigt damit eine ausgezeichnete entlastende Wirkung auf die Bauchspeicheldrüse. Alle Kohlenhydrate der Topinambur-Knolle liegen in Form des Inulins vor, einer Vorstufe der Fructose, die auch bei einer insuffizienten Pankreas leicht abgebaut werden kann; somit auch für Diabetiker eine wertvolle diätetische Hilfe
- entlastet die Niere bei der Entgiftung

Hinweis für Diabetiker: siehe auch Kapitel über flüssige Bierhefe, Seite 229 ff.

Wirsing

Harmoniert gut mit: Karotten, Kartoffeln, Okra, Fenchel.

Wesentliche Inhaltsstoffe
Carotin, Vitamin B1, B2, B6, C, E, Niacin, Folsäure, Calcium, Kalium, Magnesium, Phosphor, Natrium, Mangan, Zink, Eisen, Kobalt, Kupfer, Nickel, Selen, Pantothensäure, Biotin, sekundäre Pflanzenstoffe, Chlorophyll

Unterstützende Heilwirkung

Wirsing

- enthält gut auswertbare Mineralien und Spurenelemente
- fördert die Zellregeneration
- zeigt eine stimulierende Wirkung auf die Verdauungsdrüsen
- ist sehr empfehlenswert für Übergewichtige, Diabetiker und andere Stoffwechselkranke (enthält nur wenig Kohlenhydrate und Fette)

Zucchini

Harmonieren gut mit: fast allen Gemüsearten sowie Kartoffeln, Naturreis und Hirse.

Wesentliche Inhaltsstoffe

Carotin, Vitamin B1, B2, C, Niacin, Calcium, Mangan, Selen, Kupfer, Zink, Molybdän, Phosphor, Bitterstoffe, pflanzliche Schleimstoffe, sekundäre Pflanzenstoffe, Chlorophyll

Unterstützende Heilwirkung

Zucchini

- ist eine milde und sehr bekömmliche Gemüseart
- zeigt ausgezeichnete Regenerationswirkung auf die Schleimhäute im Dünn- und Dickdarmbereich
- unterstützt die Ansiedlung der gesundheitsfördernden Mikroorganismen
- kann das Immunsystem stärken
- fördert in Kombination mit einer lactovegetabilen Ernährung die Regeneration von Zellen, Gehirn, Schild- und Thymusdrüse
- unterstützt die sanfte Reinigung und Entschlackung des gesamten Verdauungssystems

Allgemeiner Hinweis: Zur Aufwertung und Geschmacksverbesserung aller hier genannten Gemüsearten stehen wertvolle Öle 1. Pressung, Bio-Tamari-Sojasauce, getrocknete und vor allem frische Kräuter sowie pikante Gewürze zur Verfügung.

Verdauungsfreundliche Hinweise

Jede Störung im Verdauungssystem kann ein ernster Hinweis darauf sein, dass auch die Ordnung und Harmonie in der Ernährungszusammenstellung sowie im Essverhalten missachtet wird. Um das Verdauungssystem nicht mit Blähungen sowie Gärungs- und Fäulnisgiften zu überlasten, sollten folgende Hinweise bei der Nahrungskombination besondere Beachtung finden:

1. Zwei Kohlsorten in einer Mahlzeit können Störungen im Verdauungssystem verursachen (z.B. Rosen- und Blumenkohl).
2. Zwei Stärkearten zusammen in einer Nahrungskombination können sich gegenseitig in ihrer Auswertung (z.B. Kartoffeln und Getreide) stören.
3. Eiweiße und Kohlenhydrate (Stärke) sollte man zusammen nicht in großen Mengen essen. Nur so können die vorverdauenden Enzyme Ptyalin im Mundspeichel und das Pepsin im Magen ihre volle Wirkung entfalten. Dieses Ordnungsprinzip ist ein wichtiges Gebot bei der Nahrungszusammenstellung.
4. Getreidearten, Brot, Buchweizen, Hirse, Naturreis sowie Hülsenfrüchte, Kartoffeln und Süßkartoffeln nicht in einer Mahlzeit kombinieren.

Bei Neigung zu Verdauungsschwäche, vor allem Blähungen mit übelriechenden Gasen (krankheitsfördernde Eiweißfäulnis im Dickdarm), sollte man konzentrierte Eiweiße und Stärken trennen bzw. nur kleine Mengen Eiweiß zusammen mit Kohlenhydraten verzehren. Dadurch wird die Aufspaltung und Auswertung der Eiweiße wesentlich erleichtert. Eiweißfäulnis entsteht zum größten Teil durch stoffwechselstörende Eiweißmast (tierisches Fleischeiweiß), wiederholt fehlerhafte Nahrungszusammenstellung sowie schlechtes Kauen und Einspeicheln. Auf Dauer kann sich dadurch im Dickdarm eine gefährliche Toxinquelle entwickeln, die sich über das gesamte Blut- und Lymphsystem im Organismus ausbreitet. Eine solche ernährungsbedingte Vergiftung im Verdauungssystem vollzieht sich in den ersten Jahren oft schleichend und fast unbemerkt.

Die heilungsfördernde Wirkung des Gemüses kann ebenfalls nur durch gründliches Kauen und Einspeicheln seine volle Wirksamkeit entfalten. Eine verdauungs- und stoffwechselfreundliche Kombination während einer Mahlzeit ist das Verhältnis von ca. ¼ Eiweiß zu ¾ Kohlenhydraten. Bei Neigung zu schweren Verdauungsstörungen empfiehlt es sich, konzentrierte Eiweiß- und Kohlenhydratträger bis zur Wiederherstellung einer guten Darmfunktion vollständig zu trennen.

Die folgende Tabelle zur symbiosefreundlichen Ernährungsordnung gibt einen Überblick über die wertvollsten Eiweiß- und Stärkequellen und zeigt Möglichkeiten, sie verdauungsfreundlich mit anderen Lebensmitteln zu kombinieren.

Art	Lebensmittel	Hinweise
Stärke	Kartoffeln, Süßkartoffeln, Getreidearten wie Gerste, Hafer usw., Naturreis, Topinambur, Schwarzwurzel, Blumenkohl	Konzentrierte Kohlenhydrate und Eiweiße nur in kleinsten Mengen kombinieren und bei Neigung zu auffallenden Verdauungsstörungen trennen
Eiweiß	Hülsenfrüchte wie Kichererbsen, Linsen, Bohnen und Erbsen, Broccoli, Rosenkohl, Spargel, Haselnüsse, Mandeln und Kürbiskerne, Haselnuss- und Mandelmilch, Keimlinge aus Mungobohnen, Hirse, Polenta, Hafer, Reis und andere Getreidearten. Sauermilchprodukte wie Joghurt, Dickmilch, Quark usw. mit Acidophilus- und Bifidusbakterien. Naturkäse in kleinen Mengen	Wichtige Eiweißlieferanten sind: 1. Hülsenfrüchte 2. Getreide und Reis 3. Milchprodukte Gut kombinierbar mit Salaten und Gemüsen Auch das persönliche Empfinden immer berücksichtigen.
Öle und Fette	Oliven-, Sonnenblumenöl aus 1. Pressung. Sauerrahmbutter, Avocado, frische Nüsse und Kürbiskerne, Weizenkeimöl in kleinsten Mengen	Mit Salaten, Gemüse und Stärkequellen gut kombinierbar. Mit Eiweißquellen in kleinen Mengen kombinierbar.
Salate und Gemüse	siehe Kapitel »Grüne Blattsalate« (S. 158 ff.), »Verschiedene Rohgemüsearten als wertvolle Ernährungsmedizin« (S. 142 ff.)	Salate und alle übrigen Gemüsearten sind in der Regel gut kombinierbar.
Reifes Obst	siehe Kapitel »Obst und Früchte halten den gesunden Organismus länger jung und schlank« (S. 192 ff.)	Rohes reifes Obst: auf leeren Magen oder 30 bis 60 Min. nach den Mahlzeiten. Nach Obst 30 Min. nichts essen. Am Abend kein bzw. wenig rohes Obst. Gedünstetes Obst als Nach- oder Zwischenspeise.
Gewürze	Grüne Kräuter wie z.B. Petersilie, Schnittlauch, Basilikum, Kerbel, Dill, Kresse	Reizmittel wie: Cayennepfeffer, Chili, Peperoncini nur in kleinsten Mengen

Intuitiv das Richtige auswählen

Eine Ernährung, die sich nur nach einem starren Schema richtet, wird langfristig gesehen die Regeneration und Gesundheit nicht fördern. Sich gesund zu ernähren bedeutet vielmehr, die tägliche Kost selbstverantwortlich nach individuellem Bedürfnis innerhalb einer gesunden Ernährungsordnung zusammenzustellen und seinem Organismus stets das richtige Maß zur richtigen Zeit zuzuführen. Es ist wichtig, die entscheidenden Gesetzmäßigkeiten einer vollwertigen und ganzheitlich orientierten Ernährung zu kennen. Innerhalb dieser Ordnung gilt es jedoch, sich frei nach Gefühl zu bewegen. Dazu muss man wieder bewusster nach innen horchen, um die feinen Signale des Körpers klarer zu erkennen. Wer lernt, sich von rein verstandesmäßigen Meinungen und Vorurteilen im Ernährungsbereich frei zu machen, wird sein eigenes Gespür für die Bedürfnisse seines Körpers besser wahrnehmen können.

Hektik, Druck, Kritiksucht, ständiges Bewerten und Einmischen in die Angelegenheiten der Mitmenschen sowie chronische Sorgen stören die Wahrnehmung.

Ruhe, Gelassenheit, Freude und das Bemühen um ein sanftes und liebevolles Verhalten gegenüber den Mitmenschen fördern jedoch die intuitiven Fähigkeiten. Wer wach und bewusst durch den Tag geht und eine Ordnung in der täglichen Ernährung anstrebt, wird das Ziel der Harmonie und Ausgeglichenheit im Stoffwechselgeschehen mit Sicherheit erreichen.

Harmonische Lebensmittelkombinationen, gutes Kauen und Einspeicheln lassen das Verdauungssystem die zugeführten Lebensmittel mit weniger Energieaufwand verwerten. So wird die Regeneration der Körper- und Gehirnzellen gezielt gefördert. Wir fühlen uns bis ins hohe Alter gesund und vital.

Für den fortschrittlich orientierten Menschen heißt Gesundheit, Heilen, Regenerieren und Verjüngen: biologisch angebaute Gemüsearten als unterstützende Medizin zu verzehren.

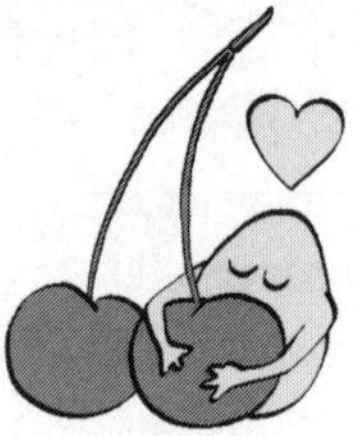

Obst und Früchte halten den Organismus länger jung, schön und schlank

Die meisten Obstarten enthalten sehr gut verwertbare, stoffwechselfreundliche Zuckerarten, Pektine, reichlich Enzyme, Vitamine, Mineralien und Spurenelemente, Mikroorganismen, Anthozyane (in roten, blauroten, dunkelroten und violetten Früchten) und durch die monatelange Sonnenbestrahlung energetisch gespeicherte Farbschwingungen. Diese Vital- und Aufbaustoffe sind an wesentlichen Regenerationsprozessen im Zellenstaat Körper und Gehirn beteiligt. Auf den folgenden Seiten werden die besonderen Heilkräfte der wichtigsten Obst- und Fruchtarten beschrieben.

Ananas

Wesentliche Inhaltsstoffe
Carotin, Vitamin C, Niacin, Pantothensäure, Folsäure, Eisen, Zink, Mangan, Magnesium, Calcium, Kalium, Kupfer, Phosphor, Jod, organische Säuren, sekundäre Pflanzenstoffe, Enzym Bromelin (Bromelaine sind ein Gemisch proteolytischer Enzyme, die eine Aufspaltung von Eiweißen fördern)

Unterstützende Heilwirkung
Ananas

- fördert die natürliche Eiweißaufspaltung durch Bromelin
- wirkt entzündlichen Prozessen im Körper entgegen
- unterstützt den Abbau von Fäulnisprodukten im Dünn- und Dickdarmbereich
- reinigt die Zellen

- kann der Entstehung von Nieren- und Gallensteinen entgegenwirken

Hinweis: Vor dem Verzehr die äußere Schale großzügig entfernen.

Äpfel

Wesentliche Inhaltsstoffe
Carotin, Vitamin B1, B2, B3, B6, C, Folsäure, Niacin, Pantothensäure, Natrium, Calcium, Kalium, Magnesium, Eisen, Kupfer, Silizium, Mangan, Phosphor, organische Säuren, Gerbstoffe, ätherische Öle, wertvolle Pektine, hochwertige Zuckerarten, sekundäre Pflanzenstoffe wie z. B. Flavonoide

Unterstützende Heilwirkung
Reife Äpfel

- enthalten hochwertige Zuckerarten, die regenerierend auf Zellen und Gehirn wirken
- enthalten Pektine, die Schlacken und Gifte im Dünn- und Dickdarm binden und deren Ausscheidung fördern; wirken deshalb besonders wohltuend auf Magen und Darm, wenn sehr gut gekaut, fein gerieben oder auch gedünstet; (Pektine fördern die Regeneration der Darmschleimhaut und die Ansiedlung gesundheitsfördernder Mikroorganismen im Dünn- und Dickdarmbereich)
- können die Gefäßinnenwände vor gefährlichen Cholesterinablagerungen schützen und vorzeitige Arteriosklerose verhindern, indem sie mithilfe des Pektins erhöhtes LDL-Cholesterin unterstützend reduzieren; hat einen positiven Einfluss auf das gesamte Gefäßsystem, vor allem auf die Herzkranz- und Gehirngefäße
- fördern unterstützend die Heilung bei Nierenentzündungen

Hinweis: Äpfel sind nicht nur roh, sondern auch schonend gedünstet sehr wertvoll für die Darmregeneration.

Aprikosen

Wesentliche Inhaltsstoffe
Beta-Carotin, Vitamin C, B1, B2, Niacin, Kalium, Calcium, Magnesium, Natrium, Eisen, Kupfer, Pektine, Folsäure, Pantothensäure, sekundäre Pflanzenstoffe, Lykopin

Unterstützende Heilwirkung
Aprikosen
- zeigen eine günstige Wirkung auf Augen und Sehkraft
- fördern die Haut- und Schleimhautregeneration
- wirken entwässernd und dadurch entlastend auf das Herz-Kreislaufsystem
- fördern durch die gelben Pflanzenfarbstoffe (Xanthophylle) physiologische Funktionen im Zell- und Hormonsystem

Avocado

Wesentliche Inhaltsstoffe
Gesättigte und ungesättigte Fettsäuren, Lecithin, Carotin, Vitamin B1, B2, B6, Niacin, Pantothensäure, Biotin, Folsäure, Vitamin C, E, Kalium, Calcium, Eisen, Magnesium, Phosphor, Squalen, Glutathion (Tripeptid aus Cyctein, Glutaminsäure und Glykokoll), cholesterinfrei

Unterstützende Heilwirkung
Avocado
- enthält wertvolles Vitamin E und Lecithin und zeigt da-

durch positive Wirkung auf Gehirn, Zell-, Nerven und Hormonsystem
- verbessert den Stoffwechsel
- liefert dem Organismus Energie, da es eine gute, natürliche Fettquelle ist
- schützt Herz und Blutgefäße, stärkt durch Squalen die natürliche Schönheit der Haut und kann den Alterungsprozess der Hautzellen verlangsamen, erhöht die Aktivität von Abwehrzellen

Anwendung
Avocado nach dem Schälen immer mit etwas frisch gepresstem Zitronensaft beträufeln, um Oxidation und Braunfärbung zu verhindern. In Scheiben geschnitten zum Salatteller reichen oder mit fein gehackten Zwiebeln und frischen Kräutern schonend pürieren.

Hinweis: Der in Avocados enthaltene Inhaltsstoff Squalen ist ein Bestandteil der Hautlipide. Squalen kann die Faltenbildung der Haut verlangsamen und diese länger jung und elastisch halten.
Durch Zugabe von frisch gepresstem Zitronensaft zur Avocado wird die Bildung dieses verjüngenden Faktors zusätzlich verbessert.
Auch Olivenöl 1. Pressung, natürliches Weizenkeimöl und flüssige Bierhefe enthalten den Verjüngungsfaktor Squalen und verfügen über dieselben regenerierenden und verjüngenden Eigenschaften.

Zubereitung einer Avocado-Schönheitsmaske
1 gehäuften Esslöffel der reifen Avocado mit 1 Teelöffel feiner Heilerde und 1 Teelöffel frischem Zitronensaft intensiv verrühren. Auf die Gesichtshaut und den Halsbereich auftragen.
Nach 10 bis 15 Minuten die Maske wieder abnehmen und die Haut mit lauwarmem Wasser sanft reinigen. Danach nur ganz

leicht abtrocknen, sodass noch etwas Feuchtigkeit in die Haut einziehen kann.

Bananen

Wesentliche Inhaltsstoffe
Carotin, Vitamin B1, B2, B6, C, Niacin, Kalium, Calcium, Magnesium, Phosphor, Kupfer, Zink, Jod, Mangan, Silizium, Selen, Pantothensäure, Folsäure, Fruchtzucker, Stärke, Hormon Serotonin, Tryptophan, sekundäre Pflanzenstoffe

Unterstützende Heilwirkung
Reife biologische Bananen
- gelten als Diätfrucht bei Magenerkrankungen
- unterstützen Gehirn- und Nervenfunktionen

Ungeschwefelte getrocknete Bananen
- beinhalten hervorragende und leicht resorbierbare Zuckerarten für Zellen und Gehirn

Hinweis: Bananen nur in reifem Zustand und nicht in großen Mengen verzehren. Nicht im Kühlschrank aufbewahren.

Birnen

Wesentliche Inhaltsstoffe
Carotin, Vitamin B1, B2, C, Niacin, Pantothensäure, Folsäure, Kalium, Kalzium, Magnesium, Phosphor, Mangan, Zink, Kupfer, Eisen, organische Säuren, Pektine, hochwertiger Fruchtzucker, sekundäre Pflanzenstoffe

Unterstützende Heilwirkung

Birnen

- beinhalten leicht verdauliche und hochwertige Zuckerarten für die Präzision der Gehirnzellen
- sind eine wertvolle Energiequelle für Zellen und Gehirn
- unterstützen den Reinigungsprozess und die Regeneration im Verdauungssystem (Pektin)

Hinweis: Reife Birnen sind nicht nur roh, sondern auch schonend gedünstet eine sehr gesunde Delikatesse.

Brombeeren

Wesentliche Inhaltsstoffe

Carotin, Vitamin B1, B2, B6, C, E, Niacin, Pantothensäure, Calcium, Kalium, Natrium, Magnesium, Phosphor, Kupfer, Eisen, Mangan, Silizium, Anthozyane, wertvolle Zuckerarten, sekundäre Pflanzenstoffe wie z.B. Phenolsäuren, Flavonoide

Unterstützende Heilwirkung

Reife Brombeeren

- lindern Reizungen im Magen-Darmbereich
- unterstützen die Reinigung des Verdauungssystems
- stimulieren durch die dunkelblauen Pflanzenfarbstoffe (Anthozyane) in Verbindung mit Vitamin C das Zell-, Immun- und Abwehrsystem
- wirken positiv auf Gehirn und Drüsensystem

Erdbeeren

Wesentliche Inhaltsstoffe
Carotin, Vitamin B1, B2, C, Pektine, Niacin, Kalium, Calcium, Phosphor, ätherische Öle, Gerbstoffe, sekundäre Pflanzenstoffe wie z.B. Flavonoide

Unterstützende Heilwirkung
Biologische Erdbeeren

- sind stoffwechselstimulierend
- regen die Ausscheidung über die Nieren an

Hinweis: Vereinzelt kann es bei Überempfindlichkeit zu allergischen Hautreaktionen kommen. Man sollte Erdbeeren nur in kleinen Mengen in Bio-Qualität verzehren, damit ihre Zuckerarten auch gut ausgewertet werden können.

Grapefruits

Wesentliche Inhaltsstoffe
Carotin, Vitamin B1, B2, Vitamin-C-Komplex, Pektine, Folsäure, Niacin, Calcium, Kalium, Magnesium, Phosphor, organische Fruchtsäuren, sekundäre Pflanzenstoffe wie z.B. Rutin, Flavonoide (Lycopin in rosa Grapefruits)

Unterstützende Heilwirkung
Grapefruits

- sind immun- und abwehrstärkend
- wirken entwässernd, fördern die Entgiftung
- können die Ablagerung von Schlacken an den Gefäßinnenwänden und im Darm verhindern
- begünstigen die Aufnahme von Eisen und Folsäure im Organismus

- können erhöhte Cholesterinwerte reduzieren, regen die Verdauungstätigkeit an
- beleben den Stoffwechsel, halten Haut, Gefäße und Bindegewebe länger jung und elastisch
- verfügen über eine antioxidative und zellschützende Wirkung

Heidelbeeren

Wesentliche Inhaltsstoffe
Carotin, Vitamin B1, B2, C, Niacin, Gerbstoffe, Kalium, Anthozyane, Myrtillin, Eisen, hochwertige Zuckerarten, sekundäre Pflanzenstoffe wie z.B. Quercetin

Unterstützende Heilwirkung
Heidelbeeren
- wirken bakteriellen Entzündungen im Darm entgegen
- stoppen unterstützend Durchfall, erfüllen im Darm und Blut wichtige Entgiftungsaufgaben
- enthalten wertvolle Zuckerarten zur Präzisierung der Gehirnfunktionen
- wirkt durch den tiefblauen Pflanzenfarbstoff Myrtillin (ein Anthozyan) in Verbindung mit Vitamin C und Eisen blutbildend und fördert die Zellatmung
- haben durch die Anthozyane des Weiteren im Gehirn-, Zell- und Immunsystem wichtige regenerative Heilwirkungen
- können unterstützend antikanzerogen wirken
- unterstützen die Verbesserung der Elastizität der Blutgefäße

Weitere unterstützende Heilwirkungen siehe auch unter »Heidelbeersaft«, Seite 118

Himbeeren

Wesentliche Inhaltsstoffe

Carotin, Vitamin B1, B2, C, Pektine, Calcium, Kalium, Phosphor, Eisen, Anthozyane, Magnesium, sekundäre Pflanzenstoffe wie z.B. Rutin, Flavonoide

Unterstützende Heilwirkung

Himbeeren

- fördern die Regeneration der Darmschleimhaut
- zeigen eine allgemeine stoffwechselaktivierende Wirkung
- unterstützen die Funktionsprozesse im Gehirn- und Nervensystem
- besitzen eine gefäßregenerierende Wirkung

Johannisbeeren (schwarze)

Wesentliche Inhaltsstoffe

Carotin, Vitamin B1, B2, hoher Anteil an Vitamin C, Niacin, Pantothensäure, Calcium, Kalium, Magnesium, Eisen, Phosphor, Natrium, Kupfer, Kobalt, Zink, Nickel, Mangan, hochwertige Fruchtzuckerarten, Gerbstoffe, Pektin, Anthozyane, sekundäre Pflanzenstoffe wie z.B. Bioflavonoide, Rutin, Hesperidin

Unterstützende Heilwirkung

Schwarze Johannisbeeren

- enthalten Rutin, das die Gefäßabdichtung unterstützt
- fördern die Resorption von Eisen und Folsäure
- haben vor allem durch die blau-roten Pflanzenfarbstoffe (Anthozyane) eine heilungsfördernde Wirkung auf die Zell-, Gehirn-, Drüsen- und Stoffwechselfunktion
- weisen einen qualitativ hochwertigen Vitamin-C-Komplex

auf, der unter anderem eine antibakterielle, entgiftende und immunstimulierende Wirkung im Organismus zeigt
- fördern die Zellatmung, unterstützen die Entgiftung der Körper- und Gehirnzellen
- fördern durch die wertvollen Zuckerarten die Gehirnfunktionen
- besitzen eine antibakterielle Wirkung

Siehe auch das Kapitel über flüssige Bierhefe, Seite 229 ff.

Kaki

Wesentliche Inhaltsstoffe
Carotin, Vitamin B1, B2, C, Natrium, Kalium, Magnesium, Calcium, Eisen, Phosphor, Niacin, Fructose, hochwertige Schleimstoffe, Pektine, hochwertige Zuckerarten, Xanthophylle (gelb-orange Farbschwingungen aus der intensiven Sonnenbestrahlung), sekundäre Pflanzenstoffe

Unterstützende Heilwirkung
Kaki
- hat einen hohen Anteil an Provitamin A, wodurch in Verbindung mit Pektin und Schleimstoffen eine regenerierende Schutzwirkung im Schleimhautbereich des Dünn- und Dickdarmes entsteht; unterstützt dadurch das Ansiedeln der gesundheitsfördernden Mikroorganismen und stimuliert mit Vitamin C das darmspezifische Immunsystem
- kann den Leberstoffwechsel stimulieren, fördert die Blasen-Nierenfunktion
- ist durch die positiven Zuckerarten wertvoll für das Gehirn
- wirkt positiv auf Haut, Augen und Sehnerven
- kann unterstützend antioxidativ und zellschützend wirken

Hinweis: Kakis nur geschält und in vollreifem Zustand verzehren.

Kirschen (dunkelblaue Süßkirschen)

Wesentliche Inhaltsstoffe
Carotin, Vitamin B1, B2, B6, C, Niacin, Folsäure, Kalium, Calcium, Magnesium, Eisen, Phosphor, Kieselsäure, Anthozyane, positive hochwertige Zuckerarten, sekundäre Pflanzenstoffe wie z.B. Flavonoide

Unterstützende Heilwirkung
Dunkelblaue Süßkirschen

- stimulieren sanft Magen, Darm und Leber
- können das Wachstum negativer Bakterien im Darm hemmen
- fördern die Reinigung und Entschlackung im Verdauungssystem
- zeigen eine entgiftende Wirkung im Blut- und Lymphsystem
- können helfen, Entzündungen abzubauen
- zeigen durch die enthaltenen Zuckerarten eine positive Wirkung im Stoffwechsel-, Gehirn- und Nervensystem; haben durch die dunkelblauen Pflanzenfarbstoffe (Anthozyane) in Verbindung mit dem wertvollen Vitamin C außerdem eine regenerierende Wirkung auf Gehirn, Zellen- und Drüsensystem.

Kiwi

Wesentliche Inhaltsstoffe
Carotin, Vitamin B1, B2, C, Niacin, Kalium, Calcium, Phosphor, organische Fruchtsäuren, Enzym Actinidin, sekundäre Pflanzenstoffe

Unterstützende Heilwirkung
Kiwis
- wirken verdauungsstimulierend und reinigend
- beeinflussen das Blutbild positiv, stärken das Immunsystem
- tragen zur Kräftigung des Bindegewebes bei
- regen die Verdauungstätigkeit an
- beleben den Stoffwechsel
- halten Haut, Gefäße und Bindegewebe länger jung und elastisch

Hinweis: Kiwis nur in reifem Zustand verzehren.

Mango

Wesentliche Inhaltsstoffe
Carotin, Vitamin C, B1, B2, E, Niacin, Eisen, Kalium, Magnesium, Calcium, Eisen, Phosphor, positive Zuckerarten, verschiedene Aminosäuren, sekundäre Pflanzenstoffe wie z.B. Lycopin, Flavonoide

Unterstützende Heilwirkung
Mangos
- stimulieren die Regeneration des Gehirns sowie des Nerven- und Drüsensystems und der Haut
- verbessern durch die positiven Zuckerarten die Gehirnleistung

- wirken blutbildend
- stärken die Sehkraft und das Immunsystem
- haben einen positiven Einfluss auf das Verdauungssystem

Melone

Wesentliche Inhaltsstoffe
Carotin, Vitamin B1, B2, B6, C, Kieselsäure, Magnesium, Calcium, Kalium, Eisen, Phosphor, Zink, Fluor, Kupfer, Folsäure, Pantothensäure, Sterine, sekundäre Pflanzenstoffe

Unterstützende Heilwirkung
Melonen
- reinigen und entschlacken den Organismus
- fördern die Blut- und Lymphreinigung
- fördern dic Entschlackung über die Nieren
- festigen das Bindegewebe
- erhalten die Haut frisch und elastisch

Hinweis: Melonen sollte man nicht mit anderen Obstarten kombinieren und nicht unmittelbar nach einer Mahlzeit essen. Bei Erkrankungen im Bereich Bauchspeicheldrüse, Galle und Darm nur geringe Mengen verzehren.

Orangen / Blutorangen

Wesentliche Inhaltsstoffe
Carotin, Vitamin B1, B2, B6, C, Niacin, Folsäure, Calcium, Kalium, Magnesium, Phosphor, Selen, Pektin, Fruchtsäuren, Anthozyane (in Blutorangen), sekundäre Pflanzenstoffe wie z.B. Flavonoide

Unterstützende Heilwirkung

Orangen

- fördern den Reinigungsprozess im Verdauungssystem (Vitamin C und Pektin)
- aktivieren den Abbau von erhöhtem LDL-Cholesterin
- stimulieren das körpereigene Immunsystem
- zeigen in Verbindung mit ihrem Vitamin C die positiven Auswirkungen der dunkelroten Pflanzenfarbstoffe (siehe »Anthozyane«, S. 114 ff. und »Zitronen«, S. 209 f.)
- verbessern die Sauerstoffversorgung im Organismus (besonders Blutorangen)

Hinweis: Die Blutorangen-Saison sollte man nützen. Denn Blutorangen sind durch die oben genannten zusätzlich enthaltenen Anthozyane sehr wertvoll.

Papaya

Wesentliche Inhaltsstoffe

Carotin, Vitamin B1, B2, C, Calcium, Kalium, Magnesium, Natrium, Phosphor, Enzym Papain, positive Zuckerarten, sekundäre Pflanzenstoffe wie z.B. Flavonoide

Unterstützende Heilwirkung

Papayas

- verbessern die Eiweißaufspaltung
- stärken das Immunsystem
- unterstützen die Reinigung der Darmzotten, beschleunigen den Stoffwechsel
- zeigen eine antibakterielle Wirkung im Verdauungssystem
- sind allgemein empfehlenswert bei Verdauungsstörungen
- fördern durch die positiven Zuckerarten die Regeneration der Körper- und Gehirnzellen

- wirken durch das enthaltene Enzym Papain auf den ganzen Organismus entschlackend, entgiftend, reinigend und entzündungshemmend

Hinweis: Nur reife Papayafrüchte verzehren.
Zur verbesserten Nahrungsauswertung stehen im Handel auch natürlich gepresste Papaya-Tabletten (z.B. Papaya-Fruchttabletten von Dr. Vogel) zur Verfügung.

Pfirsich / Nektarine

Wesentliche Inhaltsstoffe
Carotin, Vitamin B1, B2, B6, C, Kupfer, Magnesium, Calcium, Kalium, Eisen, Zink, Pektin, milde Fruchtsäuren, Enzyme, positive Zuckerarten, wertvolle gelb-orange Farbschwingungen, sekundäre Pflanzenstoffe wie z.B. Flavonoide

Unterstützende Heilwirkung
Pfirsiche / Nektarinen
- fördern die Nieren- und Blasenfunktion
- stärken das Immunsystem, wirken blutreinigend, kräftigen das Bindegewebe
- unterstützen die Reinigung und Regeneration des Verdauungs- und Lymphsystems
- erhalten Zellen und Gewebe jung und elastisch
- enthalten für Zellen und Gehirn leicht auswertbare Zuckerarten, sollten in reifem Zustand gegessen werden

Pflaumen

Wesentliche Inhaltsstoffe
Carotin, Vitamin B1, B2, B6, C, Niacin, Pantothensäure, Folsäure, Eisen, Calcium, Kalium, Magnesium, Phosphor, Kupfer, Zink, milde Fruchtsäuren, Pektin, positive Zuckerarten, sekundäre Pflanzenstoffe

Unterstützende Heilwirkung
Reife Pflaumen

- können die Reinigung des Verdauungssystems von angefallenen Stoffwechselschlacken fördern
- Ungeschwefelte Trockenpflaumen sind hilfreich bei Verstopfung und enthalten gut auswertbare Zuckerarten (sehr empfehlenswert) für Zellen und Gehirn mit deren vielfältigen Aufgaben im Organismus
- können den Energiehaushalt in Körper und Gehirn verbessern
- fördern den Abtransport von Giftstoffen aus dem Darm
- regen Magensaft- und Speichelproduktion an

Hinweis: Reife Pflaumen sehr gründlich kauen und kein Wasser oder andere Flüssigkeiten gleichzeitig dazu trinken. 2 bis 3 ungeschwefelte Trockenpflaumen (pro Person) über Nacht in gutem Wasser einweichen und am Morgen mit dem Frühstücksmüsli essen.

Preiselbeeren

Wesentliche Inhaltsstoffe
Carotin, Vitamin B1, B2, B6, C, Niacin, Pantothensäure, Folsäure, Kalium, Calcium, Eisen, Kupfer, Zink, Phosphor, Glucose, Fructose, Äpfelsäure, Gerbstoffe, sekundäre Pflanzenstoffe

Unterstützende Heilwirkung

Preiselbeeren

- können unterstützend Cholesterin senken
- wirken verdauungsanregend
- haben eine unterstützende Heilwirkung auf die Reizblase
- wirken lindernd bei Blasen- und Nierenentzündungen und bei Harnwegsinfektionen
- besitzen eine blutreinigende Wirkung

Hinweis: Preiselbeersaft kann bei Neigung zu Blasenentzündungen und Harnwegsinfekten kurmäßig eingenommen werden (ca. ⅛ bis ¼ Liter täglich, über längere Zeit).

Weintrauben (blaue)

Wesentliche Inhaltsstoffe

Carotin, Vitamin B1, B2, B6, C, E, Niacin, Pantothensäure, Calcium, Kalium, Magnesium, Eisen, Kupfer, Phosphor, Selen, Kieselsäure, milde Fruchtsäuren, Pektin, Traubenzucker, Enzyme, sekundäre Pflanzenstoffe wie z.B. Quercetin, Flavonoide, Anthozyane

Unterstützende Heilwirkung

Blaue Weintrauben

- fördern die Gehirn- und Zellregeneration aufgrund der Anthozyane und gut auswertbaren Zuckerarten
- wirken durchblutungsfördernd und gefäßabdichtend
- können unterstützend antikanzerogen wirken, fördern die Zellatmung
- können unterstützend erhöhte Blutfettwerte senken

Siehe auch Kapitel »Warum bremsen Anthozyane den Alterungsprozess der Körper- und Gehirnzellen?«, Seite 114 ff.

Hinweis: Trauben sollte man in Maßen verzehren, sonst kann es zu Störungen im Verdauungssystem kommen.

Zitronen

Wesentliche Inhaltsstoffe
Carotin, hoher Anteil Vitamin C, Vitamin A, B1, B2, B6, Niacin, Pantothensäure, Calcium, Kalium, Magnesium, Eisen, Natrium, Phosphor, Enzyme, organische Fruchtsäuren, sekundäre Pflanzenstoffe wie z.B. Bioflavonoide, Rutin, Hesperidin, Antioxidantien

Unterstützende Heilwirkung
Zitronen

- wirken immunstimulierend, abwehrsteigernd und zeigen eine antivirale Wirkung bei grippalen Infekten
- Vitamin C (1 Zitrone enthält ca. 50 mg Vitamin C) unterstützt intensiv die Arbeit der Makrophagen (Fresszellen) sowie der T-Lymphozyten im Immunsystem
- lösen Schlacken und Gifte im Darmbereich
- dichten die Gefäßkapillare ab und begünstigen die Elastizität der Blutgefäße
- können dabei unterstützen, an den Gefäßinnenwänden Schlacken abzubauen
- regen die Verdauungstätigkeit an
- halten Haut, Gefäße und Bindegewebe länger jung und elastisch
- können eine antikanzerogene Wirkung entfalten
- erleichtern die Eiweißverwertung
- helfen gegen Blähungen und Luftansammlungen im Bauchbereich
- stärken das Herz-Kreislaufsystem
- senken unterstützend hohen Blutdruck

- können dabei unterstützen, Nieren- und Gallensteine aufzulösen
- wirken vorbeugend gegen Rheuma und Gicht
- regen die Speichelproduktion an, unterstützen sanft die Verdauung und beleben den Stoffwechsel
- können bei regelmäßiger Zufuhr den Alterungsprozess verlangsamen (z.B. in Kombination mit Anthozyanen)
- fördern die Eisen- und Folsäureresorption im Organismus
- verbessern die Sauerstoffzufuhr

Hinweis: Die organische Fruchtsäure wird im Stoffwechsel verbrannt und als Wasser und Kohlensäure vom Organismus ausgeschieden, sodass nur die wertvollen basischen Mineral- und Vitalstoffe übrig bleiben.
Zitronen in Verbindung mit Anthozyanen haben weitere zusätzliche Heilwirkungen im Organismus. Siehe auch Kapitel »Warum bremsen Anthozyane den Alterungsprozess der Körper- und Gehirnzellen?«, Seite 114 ff.

Empfehlung: Täglich mindestens ein bis zwei Zitronen frisch ausgepresst mit einem Glas (ca. 0,2 Liter) handwarmem Heil- oder Quellwasser (ohne Kohlensäure) morgens nüchtern kurz nach dem Aufstehen trinken.
Nicht nur der Zitronensaft, sondern auch das Fruchtfleisch enthalten wichtige Biostoffe. Es sollten nur Zitronen aus biologischem Anbau verwendet werden. Bei der sehr seltenen Fruchtsäureunverträglichkeit verwende man die etwas mildere Grapefruit oder Sanddornvollfrucht ohne Honig.
Eine weitere sehr wertvolle Empfehlung ist die Verbindung Zitrone, Bierhefe und dunkle Muttersäfte. Siehe hierzu auch die Kapitel über flüssige Bierhefe, Seite 229 f. und über Muttersäfte, Seite 117 f.

Anwendung für alle Obst- und Fruchtarten

Man kann nach persönlichem Empfinden ein bis drei Obsttage im Monat durchführen oder gelegentlich eine Obsthauptmahlzeit einplanen. Gedünstetes Obst (z.B. Äpfel, Pfirsiche, Aprikosen usw.) ist als Nachspeise gut verträglich.
Ananas und Papaya besitzen einen hohen Enzymgehalt und unterstützen die Aufspaltung der Eiweißketten im Verdauungssystem. Wer nach einer Mahlzeit (ca. 30 bis 60 Minuten) gerne rohes Obst isst, berücksichtige folgenden verdauungsfreundlichen Grundsatz: Man sollte süßliche Früchte nicht nach konzentrierten Eiweißmahlzeiten bzw. saures Obst nicht nach kohlenhydratreichen Mahlzeiten verzehren, da ansonsten die optimale Verdauung gestört wird.
Konzentrierte Obst- oder Fruchtsäfte in größeren Mengen bzw. als Durstlöscher sind nicht empfehlenswert, da sie auf Dauer zu Funktionsstörungen im Verdauungs- und Gelenksystem führen können.

Hinweis: Bei Neigung zu Untergewicht gelten diese allgemeinen Empfehlungen nicht. Man sollte in Betracht ziehen, dass Über- oder Untergewicht sowie Allergien auch eine psychosomatische Komponente enthalten und man deshalb aus Gründen der Selbstverantwortung einen ganzheitlichen Arzt, Heilpraktiker oder Gesundheitsberater/in konsultieren sollte.
Bei Übergewicht kann man nach individuellem Bedürfnis ca. ein bis vier Obsttage pro Monat einlegen bzw. des Öfteren eine Obstmahlzeit zum Frühstück oder Mittagessen einplanen. Bei Untergewicht sollte man reine Obsttage vermeiden.
Bei Neigung zu empfindlichen Hautreaktionen (Schuppenflechte, Allergien, Juckreiz usw.) sollten Früchte mit hohem Säureanteil nur in kleinen Mengen verzehrt werden. In diesen Fällen achte man besonders auf das körpereigene Empfinden.

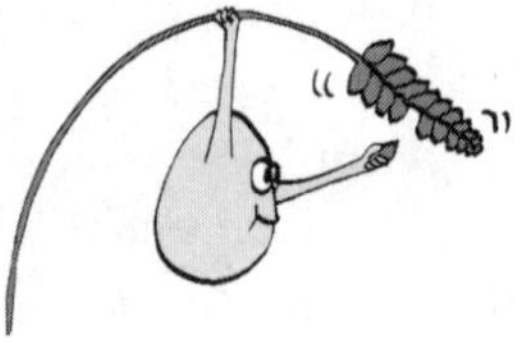

Vollwertreis und Getreide – konzentrierte Energie- und Vitalstoffspender

Getreide, Nüsse, Samen, grüne Pflanzen, Obst und Gemüse sind schon seit Urzeiten Hauptnahrungsquelle der Menschen. Getreidepflanzen findet man in den verschiedensten Sorten auf allen Erdteilen der Welt. Die gesündesten Arten sind Hafer, Amaranth, Quinoa, Gerste sowie getreideähnliche Sorten wie Vollwertreis, Hirse und Buchweizen. Diese wichtigen Grundnahrungsmittel enthalten konzentrierte Energie-, Aufbau- und Vitalstoffe.

Bereits im Schöpfungsbericht (Genesis 1, 29) werden samenhaltige Pflanzen als naturgesetzlich richtiger Ernährungsbestandteil erwähnt. Allerdings sind die lebenswichtigen Gesundheitsförderer nur im ganzen Korn enthalten. Deshalb ist dem biologischen Vollkorngetreide Vorrang zu geben. Weißmehlerzeugnisse stören auf Dauer das biologische Gleichgewicht der intra- und extrazellulären Körperflüssigkeiten und sind keine Alternative für die gesundheitsbewusste Heil- und Ernährungskunde. In Verbindung mit anderen zellfunktionsstörenden Nahrungsmitteln kann der regelmäßige Genuss von Weißmehlerzeugnissen sogar vorzeitig zu degenerativen Stoffwechselentgleisungen und den bekannten Volkskrankheiten wie Rheuma, Gicht, Verdauungsstörungen, Gefäßsklerose, Bindegewebsschwäche und weiteren schwerwiegenden Organkrankheiten führen.

Vollkorngetreide zählt neben wertvollem Gemüse, Obst und grünen Pflanzen zu den Hauptbestandteilen einer stoffwechsel- und zellfunktionsfördernden Kostform. Es empfiehlt sich jedoch, diese Kraftnahrung nicht in allzu großen Mengen, sondern in Maßen nach individuellem Empfinden zu verzehren – gemäß der Weisheit »Was dem Schmiede nützt, kann dem

Schneider schaden«. Denn wie alle konzentrierten Eiweißträger hat Getreide (mit Ausnahme von Reis, Hirse und Buchweizen) im Organismus eine leicht säureüberschüssige Wirkung.
Um dies auszugleichen (Säure-Basenausgleich) sollten Getreidemahlzeiten je nach Bedürfnis mit zwei bis drei gut verträglichen und schonend gedünsteten Gemüsearten kombiniert werden. Am besten harmonieren zu Getreide so genannte Neutralgemüsearten wie Karotten, Fenchel, Zucchini, etwas Lauch, Tomaten oder Paprika. Gedünstetes Gemüse ist außerdem eine wertvolle und gut auswertbare Vitalstoffquelle und unterstützt in der Kombination mit Getreide das Ansiedeln der körperfreundlichen Mikroorganismen im Darmbereich. Um Mangelerscheinungen im Organismus vorzubeugen, sind wöchentlich 3 bis 4 verschiedene Getreidearten in Kombination mit Gemüse als Hauptmahlzeit empfehlenswert. Durch rohes Getreide wird die lebenswichtige Symbiose im Darm nicht optimal unterstützt. Es kann auf Dauer vielmehr zu Darmreizungen und Störungen im Mikroleben kommen. Nur bei einem gut funktionierenden Verdauungssystem ist gelegentlich eine kleine Menge gut gekauter Weizenkeimlinge zu empfehlen.

Im Hinblick auf die bessere Verträglichkeit und Auswertung sollte man stets nur eine Getreideart pro Mahlzeit verwenden. So kann das Getreide wesentlich besser und ökonomischer von den Verdauungsfermenten aufgeschlossen und ausgewertet werden.

Vollkorngetreide sollte nicht mit stärkehaltigem Gemüse wie Kartoffeln, Topinambur, Süßkartoffeln, getrockneten Bohnen, Linsen, Erbsen sowie Blumenkohl kombiniert werden. Im Falle einer Gluten-Unverträglichkeit (Zöliakie/Sprue = Enzymstörung im Dünndarm) verwendet man bevorzugt glutenfreie Getreidearten wie Vollwertreis, Hirse, Amaranth, Buchweizen oder Maisgrieß.

Amaranth

Wesentliche Inhaltsstoffe

Vitamin B1, B2, B3, B6, B12, K, Pantothensäure, Niacin, Biotin, Folsäure, Inosit, Kalium, Magnesium, Calcium, Phosphor, Eisen, Kupfer, Zink, Molybdän, Selen, Silizium, Kobalt, hochwertige essentielle Aminosäuren, Kieselsäure, Linolsäure, sekundäre Pflanzenstoffe; Anteil an Eiweiß ca. 20%, an Kohlenhydraten 60 bis 70%, an pflanzlichem Fett 58%. Lecithin, glutenfrei

Unterstützende Heilwirkung

Amaranth

- kann von den Verdauungsfermenten gut aufgeschlossen werden
- ist glutenfrei, deshalb auch für Zöliakiekranke gut geeignet
- ist aufgrund des relativ hohen Aminosäuren-, Eisen- und Magnesiumgehalts in Verbindung mit einer ausgeglichenen, gesunden Ernährungsweise besonders wertvoll
- kann nerven- und gedächtnisstärkend wirken
- wirkt unterstützend bei der Ausheilung von Magengeschwüren
- kann den Alterungsprozess verlangsamen
- ist eine sehr gute Eiweißquelle, war das königliche Getreide der Inkas

Buchweizen

Wesentliche Inhaltsstoffe

Vitamin B1, B2, E, Pantothensäure, Niacin, Kalium, Calcium, Magnesium, Eisen, Kupfer, Nickel, Molybdän, Phosphor, Selen, Lecithin, Kieselsäure, sekundäre Pflanzenstoffe wie z.B. Rutin; Anteil an Eiweiß ca. 9%, an Kohlenhydraten ca. 71%, an pflanzlichem Fett ca. 2%

Unterstützende Heilwirkung
Buchweizen ist keine klassische Getreideart, sondern gehört vielmehr zur Gruppe der Knöterichgewächse.

Buchweizen
- enthält das wertvolle gefäßregenerierende Rutin. Es fördert die Elastizität der Blutgefäße, Kapillare und Venen können gestärkt und die Durchblutung in den Körper- und Gehirngefäßen stabilisiert werden
- wirkt positiv auf Nerven- und Gehirnfunktionen und fördert das Konzentrationsvermögen
- enthält gut auswertbare Eiweißbausteine und empfiehlt sich bei Neigung zu Verdauungsstörungen

Zubereitung: Buchweizen vor dem Garen gründlich mit warmem Wasser spülen und während des schonenden Garens nicht umrühren. Den während des Garprozesses eventuell entstehenden rotbraunen Schaum mit einem Löffel abnehmen.

Gerste

Wesentliche Inhaltsstoffe
Carotin, Vitamin B1, B2, B6, Pantothensäure, Folsäure, Niacin, Inosit, Kalium, Magnesium, Calcium, Phosphor, Mangan, Eisen, Kobalt, Kupfer, Zink, Nickel, Chrom, Molybdän, Fluor, Selen, Silizium, Kieselsäure, hochwertige Eiweißbausteine, Linolsäure, Schleimstoffe, sekundäre Pflanzenstoffe wie z.B. Phytoöstrogene, Phenolsäuren, Saponine, Phytinsäure; Anteil an Eiweiß ca. 10%, an Kohlenhydraten ca. 65%, an pflanzlichem Fett 2%

Unterstützende Heilwirkung
Gerste
- ist eine gute Quelle hochwertiger Heil- und Regenerationsstoffe
- fördert aufgrund ihrer idealen Schleimstoffe das Milieu und Wachstum der körperfreundlichen Mikroorganismen im Dünn- und Dickdarmbereich
- kann Gifte und Schlacken im Verdauungssystem binden
- ist heilungsförderndes und stärkendes Lebens- und Diätmittel bei Magen-Darmempfindlichkeit (vor allem auch Gerstenschleim und Gerstensuppe), kombiniert mit etwas Gemüse und/oder Okra sehr empfehlenswert
- fördert durch hochwertige Mineralien, Spurenelemente und B-Vitamine den Zell-, Nerven- und Gehirnstoffwechsel
- wirkt sich durch den Kieselsäuregehalt und Inosit günstig auf Haut, Haare, Nägel, Zahnfleisch und Bindegewebe aus

Zubereitung: Gerste mittelgrob schroten, reinigen und schonend garen.

Hafer

Wesentliche Inhaltsstoffe
Vitamin B1, B2, E, K, Pantothensäure, Biotin, Niacin, Folsäure, Kalium, Calcium, Magnesium, Mangan, Eisen, Kobalt, Kupfer, Zink, Chrom, Fluor, Molybdän, Phosphor, Selen, Silizium, Jod, Schleimstoffe, hochwertige Eiweißbausteine, Linolsäure, Lecithin; Anteil an Eiweiß ca. 13%, an Kohlenhydraten ca. 60%, an pflanzlichem Fett ca. 7%, davon ein Großteil ungesättigter Fettsäuren, sekundäre Pflanzenstoffe wie z.B. Protease-Inhibitoren, Phenolsäuren, Phytosterine, Saponine, Phytinsäure

Unterstützende Heilwirkung

Hafer

- ist leicht verdaulich und somit ein schneller Energielieferant
- wirkt beruhigend und heilend auf Magen und Darm (vor allem auch Haferschleim); Haferschleimsuppe mit etwas gedünstetem Gemüse und 2 aufgeschnittenen Okra daher sehr empfehlenswert
- unterstützt aufgrund der Schleimstoffe und des Quellvermögens die Entschlackung des Verdauungssystemes, reinigt von angefallenen Giften, Bakterien, Säuren usw.
- hat eine cholesterinsenkende Wirkung, vor allem wenn er mit Gemüse kombiniert wird
- verbessert durch den Vitamin-B-Gehalt die Denkprozesse im Gehirn und die Nervenregeneration, ist auch eine Art Muntermacher
- fördert die physiologischen Funktionsprozesse von Magen, Leber, Galle und Pankreas
- fördert die Zellatmung, den Aufbau von Muskeln, Sehnen und Bändern

Hinweis: Man sollte nur das volle Haferkorn verwenden, weil ca. 85% der Vitamine, ca. 60% des Eiweißes und nahezu alle Vitamine und Spurenelemente, die der Hafer enthält, in den Randschichten des Korns zu finden sind. Am besten schrotet man Hafer grob bis mittelgrob, damit die wertvollen Inhaltsstoffe leichter herausgelöst werden können, und lässt ihn schonend ausquellen.

Hirse

Wesentliche Inhaltsstoffe

Vitamin B1, B2, B6, E, Niacin, Linolsäure, Lezithin, Kalium, Mangan, Calcium, Magnesium, Eisen, Kupfer, Zink, Phosphor,

Fluor, Jod, Kieselsäure, hochwertige Eiweißbausteine, sekundäre Pflanzenstoffe wie z.B. Phytinsäure; Anteil an Eiweiß ca. 10%, an Kohlenhydraten ca. 65%, an pflanzlichem Fett ca.4%.

Unterstützende Heilwirkung

Hirse

- kräftigt Haut, Haare, Nägel, Stützgewebe, Venen, Knochen und Zähne, der biologische Alterungsprozess der Haut wird verlangsamt und sie bleibt somit länger jung, elastisch und frisch
- wirkt regenerierend auf Stoffwechsel, Blase, Nieren und Verdauungssystem
- ist selbst bei schweren Dünndarm- und Enzymstörungen (z.B. Gluten-Unverträglichkeit/Zöliakie/Sprue) ein empfehlenswertes, leicht verdauliches Getreide, wenn es schonend zubereitet wird
- fördert die Präzision der Körper- und Gehirnzellen
- kann dabei unterstützen, Stauungen und Blockaden durch besseres Fließen der Körpersäfte aufzulösen (Lymphe, Blut und Bindegewebsflüssigkeiten)
- nimmt (ähnlich wie Vollwertreis) leicht Flüssigkeiten auf, die anschließend im Dünn- und Dickdarmbereich wieder abgegeben werden; bewirkt dadurch eine Art sanfte Reinigung in diesen Darmabschnitten; unterstützt nachhaltig den Reinigungsprozess der Darmschleimhaut von angefallenen Schlacken und Fäulnisstoffen; hat positiven Einfluss auf das gesundheitsfördernde Mikroleben und eine gut funktionierende Bakterienflora sowie auf das lebenswichtige darmspezifische Lymph- und Immunsystem
- stellt einen gewissen Schutz gegen Autointoxikation (Selbstvergiftung) im Verdauungssystem dar; wirkt milde und leicht basisch (auch zum Frühstück mit Mandel- oder Sesammilch zubereitet), liefert somit einen unterstützenden Beitrag zur Aufrechterhaltung des biologischen Gleichgewichts der Körpersäfte

Zubereitung: Speisehirse erfordert kein Schroten. Sie wird mit warmem Wasser gereinigt. Hirse während des Quellvorgangs nicht umrühren. Wegen ihrer Verdauungsfreundlichkeit ist sie zu allen Hauptmahlzeiten gut geeignet.

Quinoa

Wesentliche Inhaltsstoffe
Carotin, Vitamin B1, B2, B6, B12, C, E, K, Pantothensäure, Niacin, Biotin, Folsäure, Kalium, Magnesium, Calcium, Phosphor, Eisen, Zink, Molybdän, Selen, Kobalt, Nickel, hochwertige essentielle Aminosäuren wie Lysin, Isoleucin, Methionin; Kieselsäure; Anteil an Eiweiß 14 bis 16%, an Kohlenhydraten 60 bis 67%, an pflanzlichem Fett 5 bis 8%

Unterstützende Heilwirkung
Quinoa
- ist ein leicht verdaulicher Energie- und Vitalstoffspender
- enthält hochwertige Aminosäuren und ist damit ernährungsphysiologisch von hoher biologischer Wertigkeit für den Körper
- kann von den Verdauungsfermenten gut aufgeschlossen werden
- ist glutenfrei und deshalb auch für Zöliakiekranke gut geeignet

Reis (Vollwertreis)

Wesentliche Inhaltsstoffe
Vitamin B1, B2, B6, E, K, Niacin, Inosit, Pantothensäure, Linolsäure, Biotin, Folsäure, Calcium, Natrium, Kalium, Magnesium,

Mangan, Eisen, Phosphor, Jod, Zink, Selen, Kupfer, hochwertige Aminosäuren, Schleimstoffe, sekundäre Pflanzenstoffe wie z.B. Phytinsäure; Anteil an Eiweiß ca. 8%, an Kohlenhydraten ca. 78%, an pflanzlichem Fett 1 bis 2%

Unterstützende Heilwirkung

Vollwertiger Lang- und Rundkornreis

- ist eines der gesündesten und beliebtesten Lebensmittel für Körper, Gehirn- und Nervensystem und damit besonders empfehlenswert
- ist in schonend gequollenem Zustand sehr gut verträglich, die wertvollen Inhaltsstoffe können gut aufgeschlossen und resorbiert werden
- enthält gleitfähige Schleimstoffe, die auf Magen- und Darmwände wie ein Schutzfilm wirken, unterstützt dadurch die ständige Neuansiedlung der gesundheitsfördernden Mikroorganismen im Dünn- und Dickdarmbereich – sehr empfehlenswert daher Reissuppe mit etwas gedünstetem Gemüse und 2 Okras
- enthält gut verwertbare Eiweiß- und Stärkearten und hat damit positiven Einfluss auf Stoffwechsel und Zellregeneration
- unterstützt in Verbindung mit dem reichen Anteil an B-Vitaminen einschließlich Inosit die Gehirn- und Nervenregeneration
- hat entwässernde Wirkung
- reinigt und entschlackt Darm, Nieren, Gefäße und Bindegewebe
- entlastet das durch Ödeme überbeanspruchte Herz und kann dabei unterstützen, den Blutdruck zu senken
- ist glutenfrei und deshalb auch für Zöliakiekranke bestens geeignet

Vollwertreis ist so wertvoll, dass man ihn je nach Verlangen mehrmals pro Woche mit etwas Gemüse oder auch zum Frühstück mit frischem Apfelkompott und Mandel- oder Sesammilch sowie einer Messerspitze Zimt verzehren sollte. Dieses Frühstück hinterlässt gute Gefühle im Bauch.

Zubereitung: Vollwertreis gründlich mit warmem Wasser spülen, schonend quellen lassen und während des Garens nicht umrühren. Langkornreis kann gelegentlich auch mit etwas Wildreis gemischt werden.

Die schonende Getreidezubereitung auf einen Blick

Das Getreide gründlich mit warmem Wasser durchspülen. Ca. 1 bis 2 Minuten kurz köcheln und anschließend bei niedriger Temperatur schonend ausquellen lassen. Weitere Hinweise siehe nachstehende Tabelle.

Art	Getreideteile	Wasserteile	ca.Quellzeit/Min.
Hafer geschrotet	1	3	25
Haferschleim	1	3-4	15-20
Vollwertreis*	1	2-3	30-45
Hirse*	1	3-4	30
Amaranth*	1	2	45
Quinoa	1	2	30
Buchweizen*	1	4	20-30
Gerste ganz	1	2	60
Gerste geschrotet	1	2-3	30
Maisgrieß/Polenta*	1	2	20

* glutenfrei

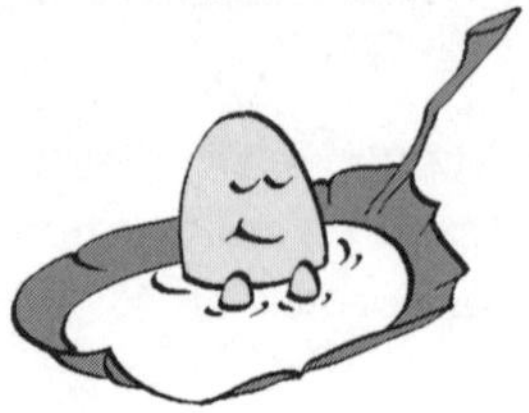

Vom Gesundheitswert der L(+)-Milchsäure

Die L(+)-Milchsäure hat im Organismus unterschiedliche physiologische Auswirkungen. Sauermilch aus Bio-Milch mit rechtsdrehender Milchsäure reift in einem speziellen Entstehungsprozess durch spezifische Milchsäurebakterien heran. Diese wandeln in einem natürlichen Milchsäuregärungsverfahren den Milchzucker in rechtsdrehende L(+)-Milchsäure um. Sauermilchprodukte, die unter niedrigen Temperaturen entstehen (wie z.B. Sanoghurt-, Bioghurt- und Biogardekulturen), haben einen etwas längeren Reifeprozess, sind dafür aber qualitativ besser. Es entsteht ein sehr hoher Anteil (ca. 90%) an stoffwechselfreundlicher rechtsdrehender Milchsäure und die wertvollen Inhaltsstoffe der Milch bleiben erhalten.
L(+)-Milchsäure ist eine organische Säure, die überall in der Natur (auch in der Pflanzenwelt) vorkommt und überwiegend ein Zwischenprodukt des Kohlenhydratstoffwechsels ist. Die physiologischen Aufgaben der L(+)-Milchsäure im Zellenstaat Körper und Gehirn sind sehr vielseitig und lebenswichtig.

Wesentliche Inhaltsstoffe
Vitamin A, B1, B2, B6, B12, C, D, E, K, Pantothensäure, Biotin, Niacin, Folsäure, Natrium, Kalium, Magnesium, Calcium, Mangan, Eisen, Kobalt, Kupfer, Zink, Phosphor, Fluor, Linolsäure, Linolensäure, Orotsäure, Glutaminsäure, essentielle Aminosäuren, Carnithin

Unterstützende Heilwirkung
Sauermilchprodukte mit L(+)-Milchsäure

- sind überwiegend am Energiestoffwechsel sowie der Energiegewinnung und Umsetzung in den Leber-, Muskel- und Blutzellen beteiligt

- können auch im Organismus als Substanz zum Aufbau von Glucose und Fettsäuren eingesetzt werden
- stellen für das Verdauungssystem einen wesentlichen Schutz gegen krankheitsverursachende Bakterien und Viren dar
- unterstützen das Wachstum der gesundheitsfördernden Symbionten im Darm
- haben ein ähnliches Säuremilieu wie in bestimmten Dünn- und Dickdarmabschnitten, sind deshalb auch eine ideale Trägersubstanz für die spezifischen Acidophilus- und Bifidusbakterien, die über qualitativ gute Sauermilchprodukte zugeführt werden können
- sind durch ihre rechtsdrehende Milchsäure bei Leber- und Pankreaserkrankungen, Kreislaufstörungen, erhöhten Harnsäurewerten und zur Stärkung des Immunsystems besonders wertvoll
- verbessern die Zellatmung und können das Wachstum von Tumoren hemmen
- haben durch die Orotsäure eine besondere Stellung im Zellstoffwechsel – siehe heilungsfördernde Eigenschaften weiter unten
- haben einen erhöhten Gesundheitswert, wenn man diesen Produkten einen Teelöffel Eugalan plus 3 oder Acidobif zufügt; Sauermilch nach persönlichem Empfinden nur in Maßen verzehren; qualitativ gut verträgliche Sauermilcherzeugnisse mit wertvoller stoffwechselfreundlicher L(+)-Milchsäure sind Produkte mit: Sanoghurt-, Bioghurt und Biogardekulturen sowie Dickmilch, Buttermilch, Schwedenmilch, Kefir, Quark, Topfen, Sauerrahmbutter
- bieten durch den hohen Anteil an L(+)-Milchsäure und den wertvollen Bifidus- und Acidophilusbakterien für Körper- und Gehirnzellen ideale und vielseitige Eiweißmuster

Hinweis: Rohe Milch ist für den Darm schwerer auswertbar, vor allem bei einem Mangel des Enzyms Lactase. Die stoffwechselfreundliche Sauermilch mit L(+)-Milchsäure wird besser ausgewertet. Rohmilch wird deshalb bei Neigung zu Verdauungsstörungen nicht empfohlen. Unverträglichkeitserscheinungen von Milchprodukten sind immer ein deutlicher Hinweis darauf, dass das lebenswichtige Verdauungs- und Enzymsystem mit Geduld regeneriert werden muss. Deshalb beachte man die entscheidenden Hinweise in diesem Buch sowie die Anweisungen eines ganzheitlich orientierten Arztes oder Heilpraktikers. Bei einer Allergie gegen Kuhmilcherzeugnisse kann man leichter verdauliche Produkte aus Schaf- oder Ziegenmilch ausprobieren und verdauungsfreundlich zubereitete, andere wertvolle Eiweißquellen wie z.B. Vollwertreis, Hirse, Hafer, Amaranth, Gerste, Kartoffeln und frische grüne Schnittbohnen bevorzugen sowie weiße Bohnen, Kichererbsen und Linsen in pürierter Form.

Orotsäure aus Sauermilchprodukten bremst den vorzeitigen Alterungsprozess

Orotsäure kommt in Buttermilch, Dickmilch, Sauermilch, Schafmilch, Quark mit Biogardekulturen, Joghurt, Kefir, Molke, Sauerkrautsaft und flüssiger Bierhefe vor. Besitzt der Körper zu wenig Orotsäure, kann es zu vorzeitiger Arterienverkalkung und Gedächtnisschwund, aber auch zu rascher Ermüdung oder Interesselosigkeit kommen. Die in nahezu allen Sauermilch- und Schafmilchprodukten enthaltene Orotsäure hat lebenswichtige und verjüngende Eigenschaften, deshalb wird nachfolgend auf die unterstützenden Heilwirkungen dieses Vitalstoffes eingegangen.

Orotsäure

- unterstützt den Zellstoffwechsel, fördert das Zellwachstum
- verbessert die Leberfunktion und schützt die Leber vor Schäden durch Giftstoffe

- kann geschädigte Leberzellen regenerieren und heilen
- unterstützt die Verbesserung der Herzmuskelfunktion
- kann die Bildung von Blutzellen im Knochenmark steigern
- wirkt im Darm pH-Wert stabilisierend
- unterstützt den körperinternen Eiweißaufbau
- baut stoffwechselstörende Fettsubstanzen im Blut und an den Gefäßinnenwänden ab
- verbessert das Konzentrations- und Lernvermögen, weil sie den Nukleinsäurestoffwechsel im Gehirn steigert

Bio-Käse nur in Maßen

Naturkäse aus wertvoller »biologischer« Milch ist in kleinsten Mengen ein guter Eiweiß-, Vitamin- und Mineralstofflieferant. Bestimmte Blauschimmelkäse liefern außerdem bestimmte Penicilliumarten, wie z.B. Penicillium roqueforti in Roquefort- oder Gorgonzolakäse oder Penicillium camemberti im Bavaria blue. Diese Arten können dabei unterstützend negative Bakterien im Darmbereich eliminieren. Bio-Käse dient in erster Linie dazu, das stoffwechselfreundliche Pflanzeneiweiß aufzuwerten, und ist ein Träger körperfreundlicher Mikroorganismen.
Jede Käseart beinhaltet die ihr zugeordneten spezifischen Bakterienarten, je nach Milch-, Luft-, Klima- und Futterqualität des jeweiligen Landschaftsgebietes. Deshalb empfiehlt es sich auch, abwechselnd verschiedene gute Käsearten (aus dem Bio-Laden, die nicht mit gentechnisch veränderten Enzymen, sondern nur mit natürlichem Labferment hergestellt werden) wie z.B. Gorgonzola, echten Camembert, Bavaria blue, Edamer, Emmentaler, Tilsiter, Parmesankäse und andere gute Qualitäten nach persönlichem Geschmack und in kleinen Mengen nach Empfinden zu verzehren. Bei Unverträglichkeitserscheinungen und Lactasemangel sollte man Käsesorten aus Ziegenmilch bevorzugen.

Pflanzenmilch – ein Segen für alle Körper- und Gehirnzellen

Pflanzliche Milcharten sind eine echte und kostbare Alternative zur Kuhmilch (z.B. bei Allergien und Milchzuckerunverträglichkeit) und werden aus frischen Mandeln, Haselnüssen, ungeschälten Sesamsamen oder Kürbiskernen hergestellt. Diese hochwertigen Lebens- und Heilmittel sind eine erstklassige, vitalstoffreiche Ergänzung des gesundheitsbewussten Speiseplans.

Wesentliche Inhaltsstoffe

Mandeln und Haselnüsse:

Carotin, Vitamin B1, B2, B6, B17-Bausteine (nur Mandeln), E, Pantothensäure, Niacin, Folsäure, Biotin, Kalium, Natrium, Magnesium, Calcium, Mangan, Eisen, Kobalt, Kupfer, Zink, Nickel, Chrom, Phosphor, Fluor, Selen, hochwertige Aminosäuren, hoher Anteil ungesättigter Fettsäuren, Linolsäure, Lecithin, hormonähnliche Substanzen (nur Mandeln), sekundäre Pflanzenstoffe

Sesamsamen und Kürbiskerne:

Magnesium, Kalium, Calcium, Selen, Eisen, Phosphor, hochwertige Aminosäuren, Linolsäure und weitere ungesättigte Fettsäuren, Kieselsäure, sekundäre Pflanzenstoffe wie z.B. Phytosterine (in Kürbiskernen), Lecithin und Selen (in Sesam)

Unterstützende Heilwirkung

- Die hochwertigen Vitamine (vor allem B- und E-Komplex), Eiweißbausteine, ungesättigten Fettsäuren sowie Mineralien und Spurenelemente fördern die Regeneration der Körper-, Gehirn- und Nervenzellen.

- Hochwertiges Lecithin ist eine sehr gute Nervennahrung und deshalb für Schulkinder und Erwachsene sehr empfehlenswert, denn es fördert das Konzentrationsvermögen und man bleibt geistig länger wach und frisch.
- Die oben genannten Pflanzenmilcharten bringen mehr Lebensenergie, Kraft und Vitalität. Sie sind durch ihre biologisch hochwertigen Mineralien und Spurenelemente auch für Sehnen, Bänder und Gelenke eine Hilfe.
- Sie fördern die Blutbildung und sind bei Eisenmangel (besonders Sesammilch) eine gute Unterstützung, vor allem in Verbindung mit einer gesundheitsbewussten Ernährung.
- Die winzigen Spuren von hormonähnlichen Substanzen in Mandeln wirken auf das Drüsensystem ausgleichend.
- Außerdem gehören Mandeln zu den wenigen Lebens- und Heilmitteln, die das so genannte Amygdalin (B17) in kleinsten Spuren enthalten. B17 kann besonders bei schweren bzw. degenerativen Zellschäden (wie z.B. Krebs) eine unterstützende Hilfe sein. Die Bausteine von B17 kann man auch in geringen Spuren in getrockneten und gemahlenen Aprikosenkernen finden.
- Bei Neigung zu Allergien und Milchzuckerunverträglichkeit (Lactose-Intoleranz) ist Mandelmilch die beste Alternative. Auch Reismilch wird von Betroffenen sehr gut vertragen. Biologische Reismilch erhält man im Naturkostladen und Reformhaus.
- Kürbiskerne stärken unterstützend Prostata und Blase.

Hinweis: Es sollten nur Haselnüsse und Mandeln aus neuer Ernte verwendet werden. Sie werden schnell ranzig (außer Sesamsamen), deshalb bewahrt man sie am besten an einem dunklen und kühlen Platz auf. Ganze und ungeschälte Schalenfrüchte bleiben länger genießbar. Deshalb empfiehlt es sich, keine fertig geriebenen Nüsse oder Mandeln zu verwenden.
Durch Erhitzen werden die Inhaltsstoffe von Nüssen und Mandeln, vor allem die ungesättigten Fettsäuren geschädigt.

Dies stört das biologische Gleichgewicht im Verdauungssystem, die Ansiedlung der gesundheitsfördernden Mikroorganismen sowie den Zellstoffwechsel.

Vorsicht! Äußerlich ist nicht zu erkennen, ob eine Mandel bitter ist oder nicht. Bittere Mandeln enthalten Blausäure und sollten keinesfalls zum Verzehr verwendet werden!

Zubereitung einer Mandel- oder Haselnussmilch
Ca. 20 Nüsse bzw. frisch geschälte Mandeln werden in einen Mixer gegeben. (Vor dem Schälen weicht man die Mandeln ca. 15 bis 20 Minuten in warmem Quellwasser ein, danach lassen sie sich leicht schälen; eine sehr schonende Methode.)
Man gibt nun 0,2 bis 0,3 Liter zimmertemperiertes Quellwasser sowie je nach Empfinden ½ Esslöffel biologischen Akazienhonig hinzu, mixt das Ganze ein bis zwei Minuten gründlich durch und seiht die milchige Flüssigkeit anschließend mit einem feinen Sieb ab.

Zubereitung einer Sesam- oder Kürbiskernmilch
2 bis 3 Esslöffel Sesamsamen oder Kürbiskerne werden, bevor man sie in den Mixer gibt, in einer Mühle (z.B. Kaffeemühle) gemahlen. Der weitere Ablauf erfolgt wie bei der Mandel- oder Haselnussmilch.

Für den Urlaub und auf der Reise gibt es im Reformhaus oder Naturkostladen fertiges Mandelmus, aus dem sich ohne großen Aufwand Mandelmilch zubereiten lässt.
Man nimmt pro Person eine Tasse gut warmes Wasser, gibt einen gehäuften Teelöffel Mandelmus dazu und rührt mit dem Teelöffel so lange um, bis sich eine milchige Flüssigkeit zeigt. Die Pflanzenmilch ist fertig. Zu Hause bereitet man die Mandelmilch wieder aus frischen Mandeln zu, so wie oben beschrieben.

Flüssige Bierhefe erhält Zellen und Gehirn länger jung und vital

Reine flüssige Bierhefe ist eine besonders hochwertige Nahrungsergänzung. Der goldene Nährboden, auf dem die Hefe-Jungzellen reifen, ist vermälzte Braugerste. Durch die natürliche Anreicherung der Wirk- und Aufbaustoffe der Bierhefezellen auf dem konzentrierten Nährboden (Gerstenmalz) und durch ihre zusätzliche Eigensynthese ist flüssige Bierhefe eine der reichsten und gesündesten Vitalstoffquellen überhaupt. Durch das besondere biologische Herstellungsverfahren liefert Bierhefe dem menschlichen Organismus hochwertigste Vital-, Aufbau- und Regenerationsstoffe. Die besonderen Voraussetzungen hinsichtlich der Herstellung der ausgewählten Hefe-Jungzellen, guter Verdaulichkeit und spezifischer Wirkstoffgewinnung werden in idealer Weise von der zellulär-flüssigen Bierhefe »Panaktiv« erfüllt.

Wesentliche Inhaltsstoffe

Vitamin B1, B2, B6, B12, Biotin, Niacin, Folsäure, Pantothensäure, Pro-Vitamin D, Calcium, Kalium, Magensium, Phosphor, Selen, Chrom, Zink, Phosphor, Kobalt, Eisen, Kupfer, Molybdän, Mangan, Glucan, Zymosan, Cholin, Orotsäure, a-Liponsäure, Glutathion, Carnithin, Inosit, Lecithin, Aminosäuren (Lysin, Methionin, Cystin, Leucin, Histidin, Tryptophan, Phenylalanin, Isoleucin, Threonin, Valin), Verjüngungsfaktor Squalen, verschiedene Enzyme und Zellkernfaktoren wie DNS- und RNS-Informationen, sekundäre Pflanzenstoffe

Unterstützende Heilwirkung

- Die zellulär-flüssige Bierhefe kann mit ihren hochwertigen Vital- und Aufbaustoffen an jeder Körper- und Gehirnzelle im Organismus als universeller Regenerationsfaktor unterstützend eingesetzt werden. In Zeiten geistiger oder körperlicher Anforderung, in der Rekonvaleszenz (Erholungsphase nach überstandenen Krankheiten) sowie im Alter ist sie eine sehr wertvolle und empfehlenswerte lebendige Nahrungsergänzung für alle Körper- und Gehirnzellen.

- Sie verbessert die Leistungs- und Konzentrationsfähigkeit.
- Sie ist eine sehr gute natürliche Vitamin-B-Quelle, die lebenswichtige Aufgaben im Zell- und Stoffwechselgeschehen erfüllt. B-Vitamine sind u.a. am Nerven-, Energie-, Gehirn- und Hautstoffwechsel, bei der Bildung der roten Blutkörperchen (B12), als Katalysator und Aktivator an verschiedenen Entgiftungsvorgängen beteiligt. Auch bei der Umwandlung der Kohlenhydrate in Energie, am Aufbau der Zellsubstanz, an der Zellteilung, Nerven- und Zellregeneration, Bindegewebselastizität sowie an der Stimulierung des Immunsystems sind sie beteiligt.
- Sie ist ein erstklassiges Heil-, Regenerations- und Verjüngungsmittel für das Gehirn. Deshalb sollte man flüssige Bierhefe bis ins hohe Alter nehmen. Denn sie kann die geistige Vitalität erhalten und unter günstigen Voraussetzungen vor den gefürchteten Alterserkrankungen im Gehirn (z.B. Alzheimer) schützen.
- B-Vitamine, Zink und Magnesium werden bei lebenswichtigen Enzymreaktionen sowie in jeder Körperzelle dringend benötigt. Zudem erfüllen B-Vitamine und Lecithin entscheidende Aufgaben im Gehirnstoffwechsel und zentralen Nervensystem. Aufgrund des natürlichen Chrom-, Gluthathion- und Zinkgehalts hat flüssige Bierhefe einen regenerierenden Einfluss auf die Bauchspeicheldrüse und den Zuckerstoffwechsel. Die Wirksubstanzen Zymosan und Glucan verbessern die Abwehrleistung im Darmbereich. Selen übernimmt in Verbindung mit anderen Vitalstoffen lebenswichtige Aufgaben in Körper und Gehirn und ist auch ein umfassender Zellschutz gegen Umweltgifte und freie Radikale.

- Bierhefe fördert das gesunde Darmmilieu, die Ansiedlung der physiologischen Milchsäurebakterien und unterstützt die Entgiftung im Verdauungsbereich.
- Cholin, Orotsäure, a-Liponsäure, Glutathion, Methionin und Inosit haben wichtige Schutz- und Regenerationsaufgaben im Leber- und Fettstoffwechsel. Sie regenerieren die Leber-, Herz- und Gehirnzellen und fördern die leberinterne Entgiftung. Es gibt eine Reihe von medizinischen Erfahrungen mit flüssiger Bierhefe bei Lebererkrankungen. Sie enthält ideale Regenerations- und Heilfaktoren für die Leber.
- Der Inhaltsstoff Squalen hat in Kombination mit anderen Inhaltsstoffen eine verjüngende Wirkung auf die Hautzellen.
- Die essentiellen Aminosäuren der zellulär-flüssigen Bierhefe beeinflussen Zucker- und Schilddrüsenstoffwechsel günstig und sind am Gewebe- und Zellaufbau beteiligt.
- Die wirkstoffreiche flüssige Bierhefe springt überall dort als unterstützende Hilfe ein, wo Mangelerscheinungen bestehen, um die Gefahr von Betriebs- und Funktionsstörungen in den Körper- und Gehirnzellen abzuwenden. Da Bierhefe auch maßgeblich an der Neubildung von Zellen beteiligt ist, trägt sie wesentlich dazu bei, Gesundheit, Jugendlichkeit und Leistungsfähigkeit bis ins hohe Alter hinein zu erhalten.
- Die Notwendigkeit des Spurenelements Zink wird unterschätzt: Eine natürliche Zinkzufuhr besonders bei Diabetes, Herzerkrankungen, Karzinomen, Lebererkrankungen, Alzheimer, aber generell auch für ältere Menschen, Schwangere, Alkoholiker und bei Immunschwäche ist ratsam. Zink ist – direkt oder indirekt – an der Funktion und Bildung von über 400 Enzymreaktionen beteiligt. Zink kann im Körper nicht dauerhaft gespeichert werden. Flüssige Bierhefe beinhaltet eine natürliche und sehr gut resorbierbare Zinkqualität.

Die besondere Heil- und Regenerationswirkung wird durch eine symbiosefreundliche Ernährungs- und Trinkweise sowie durch regelmäßige Spaziergänge in sauberer Luft, regenerierenden Schlaf und vor allem durch seelische Ausgeglichenheit beträchtlich intensiviert.

Anwendung

Als Kur 8 bis 12 Monate lang oder in Zeiten besonderer geistiger oder körperlicher Beanspruchung: Täglich 20 bis 30 Minuten vor dem Frühstück einen Teilstrich zellulär-flüssige Bierhefe mit 2 frisch gepressten Zitronen und ¼ Glas dunkelrotem anthozyanreichen Muttersaft, wie z.B. schwarzer Johannisbeer-, Holunderbeer- oder Heidelbeersaft mischen. Auch Sanddornvollfrucht ungesüßt ist als Zugabe sehr empfehlenswert, vor allem, wenn Zitrusfrüchte nicht gut vertragen werden. Zum Erreichen bzw. Erhalten eines sehr guten Gesundheitszustandes und mehr Vitalität im Gehirn sollte man die flüssige Bierhefe für lange Zeit (mehrere Jahre) oder dauernd mit den oben genannten regenerierenden Zusätzen einnehmen. Sie fördert die Regeneration der Körper- und Gehirnzellen bis ins hohe Alter.

Natürliche flüssige Bierhefe »Panaktiv« von Dr. Metz ist im Reformhaus erhältlich oder man kann sie auch direkt bei Dr. Metz bestellen (65764 Kelkheim, Postfach 1446).

Hinweis: Ein gesundes Mikroleben in der Darmflora kann unter günstigen Voraussetzungen in Verbindung mit den Wirkstoffen der flüssigen Bierhefe und anderen Vitamin-B-reichen Lebensmitteln (z.B. Vollwertreis, milchsaures Gemüse, Sauermilchprodukte) sowie einem guten seelischen Verhalten auf biochemischem Weg die Grundformen von Vitamin B12 produzieren.

Bierhefe und Candidapilz
Hefepilze können Infektionen in Haut und Schleimhautregionen auslösen (z.B. Darmschleimhaut). Eine Pilzart wie Candida albicans kann eine Infektion im Darm verursachen, wenn das Immunsystem schon geschwächt oder das Schleimhautmilieu gestört ist. Die Hefebakterien Candida albicans haben jedoch mit den Hefearten der natürlichen Bierhefe nichts gemeinsam. Die gesundheitsfördernden Hefebakterien der flüssigen Bierhefe stammen aus der Hefeart der Saccharomyces carlsbergensis. Diese haben im Darm sowie im gesamten Organismus keinerlei störende Einflüsse. Sie können an den Schleimhäuten des Darms nicht anhaften.

Vorsicht! Bei der selten vorkommenden Hefeallergie, starken Stoffwechsel- und Darmstörungen sollte Bierhefe bis zur Ausheilung nur in kleiner Dosis verwendet werden!

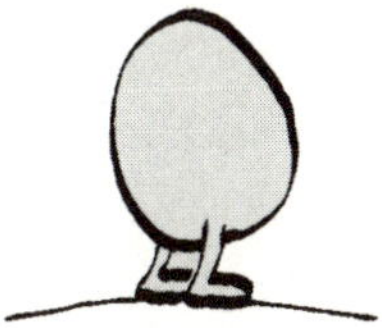

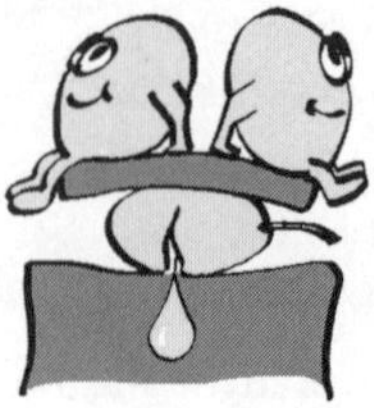

Vitamin E aus Weizenkeimöl enthält Zellschutz- und Verjüngungsfaktoren

Die Natur liefert dem Organismus vielseitige Vital- und Aufbaustoffe, die lebenserhaltende und verjüngende Funktionen übernehmen. Weizenkeimöl in seiner natürlichen Form ist ein Spitzenlieferant und gehört zu den besten Quellen des gesamten Vitamin-E-Komplexes. Dies ist eine Gruppe von mehreren fettlöslichen Molekülen, die man Tocopherole nennt. Der Name stammt von dem griechischen Wort Tokein, was so viel bedeutet wie Gebären bzw. neues Leben.

Wesentliche Inhaltsstoffe des Weizenkeimöls

Vitamin E, E-Komplex gesamt als Alpha-, Beta-, Gamma- und Delta-Tocopherole (natürliches Weizenkeimöl weist von allen Speiseölen den höchsten und vielseitigsten Gehalt an Vitamin E auf), Vitamin A, K, Linolsäure, Linolensäure, Lecithin, Phytosterole, Squalen, Coenzym Q10, Energie und Farbschwingungen aus der intensiven Sonnenbestrahlung des Weizenkorns, sekundäre Pflanzenstoffe

Unterstützende Heilwirkung

Vitamin E aus natürlichem Weizenkeimöl

- deckt den gesamten Vitamin-E-Bedarf des Organismus und fördert wesentliche Funktions- und Regenerationsprozesse im gesamten Zellenstaat
- ist durch das breite Spektrum an Fettbegleitstoffen ernährungsphysiologisch sehr wertvoll
- ist bei Herzrhythmusstörungen und Arteriosklerose oder deren Vorbeugung eine sehr wertvolle natürliche Heil- und Regenerationsquelle
- verbessert die Zellatmung und aktiviert die Zellerneuerung

- fördert unterstützend die Gefäßdurchblutung, besonders an den Herzkranzgefäßen und im Gehirn
- kann unterstützend das Risiko senken, an Prostatakrebs zu erkranken, vor allem in Verbindung mit einer hochwertigen Ernährung und seelischer Weiterentwicklung
- kann – in Verbindung mit Vitamin A – die Haut vor Sonnenschäden schützen
- hält die roten Blutkörperchen elastisch, kann für gute Durchblutung selbst in den kleinsten Gefäßen sorgen
- kann den Körper vor viralen und bakteriellen Infektionen schützen
- kann den allgemeinen Sauerstoffbedarf der Zellen um ca. 30 bis 40% reduzieren (z.B. bei Sportlern); fördert die physiologische Sauerstoffausnutzung und wirkt enorm energie- und leistungssteigernd; unterstützt durch die verbesserte Sauerstoffausnutzung die Muskeltätigkeit; hat sich bei körperlichen Anstrengungen als leistungssteigernd erwiesen, da durchblutungsfördernd, wodurch die Sauerstoffauswertung innerhalb des Organismus optimiert wird
- aktiviert die Blutversorgung über die Alveolen (kleinste Haargefäße) und verbessert dadurch den gesamten Zellstoffwechsel
- kann das Auftreten von Thrombosen sowie die vorzeitige Zerstörung der roten Blutzellen verhindern
- kann die Körper- und Gehirnzellen vor degenerativen Einflüssen schützen
- kann unterstützend gegen Krankheiten wie Alzheimer, Parkinson, Darmkrebs, Brustkrebs, Diabetes wirken bzw. diese abschwächen – natürlich immer in Verbindung mit einer hochwertigen Zellernährung und einem heilungsfördernden seelischen Verhalten
- kann im Zusammenhang mit Vitamin A und C unter günstigen Voraussetzungen dabei unterstützen, Zysten- und Knotenbildung zu verhindern und das Bindegewebe zu straffen

- kann die Haut vor Altersflecken schützen, vor allem in Verbindung mit einer hochwertigen Zellernährung, so wie in diesem Buch beschrieben
- harmonisiert die Hypophysen-Aktivität im Gehirn sowie die hormonelle Steuerung der weiblichen und männlichen Keimdrüsen und wirkt im Klimakterium ausgleichend
- kann in Verbindung mit Vitamin A die Sehkraft bis ins hohe Alter erhalten
- kann die Lunge vor Giften und Ablagerungen schützen und somit die Lungenfunktion gesund erhalten
- Es schützt die Zellen vor der Zerstörung durch Sauerstoffoxidation: Ungesättigte Fettsäuren sind wichtige Bestandteile der Zellwände. Die Moleküle des E-Komplexes verhindern die vorzeitige Degeneration von Zellen, indem sie die Verbindung zwischen Fettsäuren und Sauerstoff verhindern. Dieser schützende Vorgang lässt die gefährliche Oxidation zwischen Fettsäuren und Sauerstoff an den Zellwänden nicht zu, deshalb wird Vitamin E auch als Antioxidans (hochwertiger Zellschutz) bezeichnet.
- Der Vitamin-E-Komplex aus Weizenkeimöl trägt dazu bei, Körper-, Haut- und Gehirnzellen bedeutend länger jung, vital und leistungsfähig zu erhalten. Der Inhaltsstoff Squalen hat außerdem eine verjüngende Wirkung auf die Hautzellen. Weizenkeimöl wird deshalb auch als Verjüngungsvitamin bezeichnet.

Anwendung
Täglich einen Teelöffel natürliches Weizenkeimöl vor oder zur Mittagsmahlzeit bzw. in den Gemüsesaft geben.

Hinweis: Vitamin A und C unterstützen die zellschützende und verjüngende Wirkung von Vitamin E. Diese drei Vitalstoffe sind in ihrer Ganzheit hochwirksame komplexe Antioxidantien, welche die Körper- und Gehirnzellen vor zerstörenden Einflüssen schützen können. Weitere Vitamin-E-Quellen sind

Oliven-, Lein- und Sonnenblumenöl, Avocados, Kürbiskerne, frische Mandeln und Haselnüsse, Fenchel, Spinat, Spargel, Knollensellerie, Erbsen, Grünkohl, sehr gut gekaute Weizenkeimlinge in kleinen Mengen. Die beste natürliche Vitamin-E-Quelle ist jedoch das natürliche Weizenkeimöl, erhältlich im Reformhaus und Naturkostladen.

Bei Herzschwäche und Altersherz mit gleichzeitigen Herzrhythmusstörungen kann zusätzlich auch Weißdornsaft eingenommen werden (siehe Kapitel »Jungbrunnen aus grünen Pflanzensäften«, S. 123). Die herzstärkende Wirkung des Weißdornsaftes zeigt sich meist erst nach längerer Einnahmezeit von ca. 4 bis 8 Wochen. Fragen Sie hierzu Ihren ernährungsmedizinisch kompetenten Arzt oder Heilpraktiker.
Neue Studie über das Coenzym Q10: Es wurde bestätigt, dass Q10 einen bemerkenswerten Einfluss auf die Herzleistung besitzt. Für Patienten mit chronischer Herzschwäche bedeutet dies, dass Q10 als Ergänzung zu einer ganzheitlichen Therapie die Herzkraft stärken kann. Patienten, die Q10 als natürliche Nahrungsergänzung zu sich genommen hatten, fühlten sich deutlich besser. Weizenkeimöl (z.B. von Dr. Metz / Reformhaus) enthält natürliches und hochwertiges Coenzym Q10.

Im Jahre 2000 und 2001 wurden ca. 90 beeindruckende wissenschaftliche Studien über natürliches Vitamin E durchgeführt. Im Folgenden werden einige Ergebnisse daraus wiedergegeben:

Natürliches Vitamin E schützt die Gedächtnisleistung.
Das Gehirn benötigt laufend Sauerstoff und mehrfach ungesättigte Fettsäuren. Allerdings kann der Sauerstoff die Fettsäuren oxidieren, was zum Abbau von Nervengewebe und Gedächtnisleistung führen kann. Eine Studie zeigte bei Personen mit reduzierter Gedächtnisleistung einen im Verhältnis zum Cholesterinspiegel niedrigen Vitamin-E-Spiegel. Zusätzliche Gaben

von natürlichem Vitamin E können helfen, die Lipide (Fette) vor Oxidation zu schützen. (Aus: Clin. Rev. April 2000; 58(4); 109-111)

Natürliches Vitamin E wirkt wesentlich besser als synthetisches Vitamin E.
Eine 1998 veröffentliche Studie zeigt, dass natürliches Vitamin E wesentlich besser vom Organismus aufgenommen wird und sich auch als wesentlich wirksamer erweist als synthetisches. (Am. J. Clin. Nutr. 1998)

Vitamin E kann vor Muskelverletzungen schützen.
Muskelverletzungen können durch zu intensive körperliche Belastung entstehen. In einer Studie konnte der schützende Effekt von Vitamin E gezeigt werden. (Am. J. Clin. Nutr. Feb. 2002)

Natürliches Olivenöl aus 1. Pressung als Gesundheits-, Schönheits- und Verjüngungsmittel

Ernährungswissenschaftler, Ganzheitsmediziner und Ernährungstherapeuten sind sich mittlerweile einig, dass »Natives Olivenöl Extra« ernährungsphysiologisch die ideale tägliche Fett- und Energiequelle für den menschlichen Organismus darstellt.

Wesentliche Inhaltsstoffe

Vitamin A, B1, B2, B6, C, E, Magnesium, Calcium, Kalium, Eisen, Natrium, Phosphor, Schwefel, Folsäure, Niacin, Pantothensäure, Silizium, Zink, Kupfer, Mangan, bis zu ca. 65 bis 70% Anteil an einfach ungesättigten Fettsäuren, ca. 10 bis 15% Anteil an mehrfach ungesättigten Fettsäuren und ca. 20% Anteil an gesättigten Fettsäuren, Linolsäure, Sterine, Squalen, sekundäre Pflanzenstoffe wie z.B. Polyphenole

Unterstützende Heilwirkung

- Natives Olivenöl Extra bzw. Olivenöl Extra Vergine zeigt eine deutliche Schutzfunktion für Leber und Galle. Es stimuliert die Gallentätigkeit und fördert den Leberstoffwechsel.
- Es ist ein optimaler Schutzfaktor gegen die gefährliche Gefäßsklerose, vor allem im Herz- und Gehirnbereich.
- Es kann den Cholesterinhaushalt regulieren. Es begünstigt die Vermehrung des gefäßfreundlichen HDL-Cholesterins im Blut, das mithilfe des Sonnenlichtes an der physiologischen Vitamin-D-Bildung im Organismus beteiligt ist.
- Es versorgt den Körper mit verschiedenen fettlöslichen Vitaminen wie z.B. den lebenswichtigen Vitaminen E und A.
- Es enthält eine der besten Lecithinquellen für Zellen, Ge-

hirn und Nervensystem. Dieser fettähnliche Nährstoff ist am Bau der Zellwände und Membranen und an einer einwandfreien Nerven- und Muskelfunktion beteiligt. Außerdem zeigt es eine gewisse Elastizitäts- und Pufferkapazität hinsichtlich der empfindlichen Zellwände im Organismus. Hochwertiges Lecithin stellt einen Schutz gegen Gefäßablagerungen dar und fördert das geistige Leistungsvermögen.

- Es enthält die ungesättigten Fettsäuren Linol- (eine Omega-6-Fettsäure) und Linolensäure (eine Omega-3-Fettsäure) in ausgewogenem Verhältnis. Hieraus kann der Körper die für ihn lebenswichtigen Prostaglandine (Gewebshormone) herstellen. Prostaglandine sind Stoffe, die im gesamten Gehirn- und Zellsystem wesentliche Schutz- und Reglerfunktionen haben. Sie sind z.B. maßgeblich an präzisen Funktionsprozessen im Zellinneren, am Zellwachstum und an der Jung- und Gesunderhaltung aller Körper- und Gehirnzellen beteiligt. Prostaglandine können entzündliche Prozesse und Bluthochdruck verhindern.

  Außerdem sind sie an der Regulation des lebenswichtigen Hormonhaushaltes beteiligt. Ein weiterer Heilfaktor ist das Unterbinden der lebensgefährlichen Thrombose, da sie dabei unterstützen können, das Zusammenkleben der Blutblättchen in Verbindung mit einer hochwertigen Zellernährung zu verhindern.

Die kosmetische und verjüngende Wirkung des Olivenöls

Olivenöl enthält den Inhaltsstoff Squalen, das die Haut länger jung und elastisch hält. Er ist ein Bestandteil der Hautlipide und wirkt auf die Hautzellen positiv. Pflanzliches Squalen aus Olivenöl 1. Pressung hat in Verbindung mit einer hochwertigen Zellernährung eine regenerierende und verjüngende Wirkung auf die Hautzellen. Es kann unterstützend die Faltenbildung verlangsamen und hält die Haut länger weich, geschmeidig und elastisch.

Anwendung äußerlich:
In der Volksmedizin wird Olivenöl seit Jahrtausenden zur Hautregeneration auch äußerlich bei Wunden, Verbrennungen usw. angewandt. Auch als Schönheitsmittel hat es sich bestens bewährt. Ein Vollbad 1- bis 2-mal wöchentlich mit 4 Esslöffeln Olivenöl verleiht den Hautzellen jugendliche Frische und Elastizität (vor dem Bad den Körper gründlich reinigen).

Olivenöl-Feuchtigkeitsmaske
Sie verlangsamt den Alterungsprozess der Hautzellen durch Polyphenole und Squalen. Zwei- bis dreimal wöchentlich kann man am Abend vor dem Zu-Bett-Gehen – nach der Gesichtsreinigung – Gesicht-, Stirn- und Halsbereich mit einem knappen Esslöffel (in Wasser verdünntem) Olivenöl aus 1. Pressung gründlich einreiben. Zusätzlich können zu dieser Mischung noch 1 bis 2 Teelöffel frisch gepresster Zitronensaft zugegeben werden. Während des Schlafes entfalten diese verjüngenden Vitalstoffe ihre Wirkung auf die Hautzellen. Bei regelmäßiger Anwendung erhält die Gesichtshaut Elastizität, jugendliche Spannkraft und eine gesunde Hautfarbe.
Die Schönheitsmaske mit Olivenöl kann auch wöchentlich mit einer Maske aus Weizenkeimöl abgewechselt werden.

Olivenölbäder
Sie unterstützen die Hautregeneration am gesamten Körper. Die Anwendung sollte am besten abends erfolgen:
Den Körper vor dem Bad reinigen und anschließend mit Olivenöl aus 1. Pressung einreiben. Wasser in die Badewanne laufen lassen und dazu noch 3 bis 4 Esslöffel Olivenöl geben. Dann legt man sich ca. 15 bis 20 Minuten in das warme Wasser. Nach dem Baden den Körper nur etwas abtupfen, am besten einen kochfesten Schlafanzug anziehen und sich genüsslich ins Bett begeben.

Alle Anwendungen ca. 2- bis 3-mal wöchentlich

Lagerempfehlung: Natives Olivenöl Extra sollte an dunklen und schattigen Plätzen gut verschlossen gelagert werden. Man sollte es vor Lichteinfall und Luftkontakt schützen. Dadurch ist es länger haltbar.

Besondere Hinweise zu Cholesterin

Die ernährungswissenschaftliche Fachwelt sieht einen deutlichen Zusammenhang zwischen der Zufuhr von stoffwechselbelastenden tierischen Fetten und der steten Entwicklung der vorzeitigen Gefäßsklerose. Gesättigte Fettsäuren begünstigen den gefährlichen Anstieg des krankheitsfördernden LDL-Cholesterins im Blut. Stoffwechselstörende Nahrungs- und Genussmittel (siehe S. 79 ff.) werden im Körper größtenteils zu Fett umgewandelt und führen zu Übergewicht mit allen nachteiligen Folgen.
Vor allem entstehen vorzeitig vermehrte Ablagerungen an den Gefäßinnenwänden (Arteriosklerose). Damit erhöht sich das Risiko, Körper und Gehirn schon in verhältnismäßig jungen Jahren durch Herzinfarkt, Schlaganfall, Übergewicht, Bluthochdruck, Zuckerkrankheit u.v.m. schwer zu schädigen. Seelische Verhaltensweisen, wie Sturheit, Groll, Ärger, Hass, Kritiksucht, Hektik, Zeit- und Energieverschwendung sowie eine lähmende Lebensleere unterstützen diesen gefährlichen Teufelskreis.
Unter optimalen Ernährungs- und Lebensbedingungen lässt sich ein hohes Lebensalter erreichen. Ersetzt man die gesättigten Fettsäuren durch einen höheren Anteil an einfach ungesättigten und einen geringeren Teil an mehrfach ungesättigten Fettsäuren (wie z.B. im wertvollen Olivenöl enthalten), ernährt sich stoffwechselfreundlich von Gemüse, reifem Obst, Salaten, pflanzlichem Eiweiß, Getreide, Vollwertreis, Hülsenfrüchten, Sauermilchprodukten, Pflanzenmilch usw. und bemüht sich

darüber hinaus um ein gutes seelisches Verhalten, so führt dies schnell zu einer deutlichen Verbesserung des gesamten Fettstoffwechsels.
Die ideale Kombination von einfach und mehrfach ungesättigten pflanzlichen Fettsäuren begünstigt die Vermehrung des stoffwechsel- und gefäßfreundlichen HDL-Cholesterins im Blut und beeinflusst den Gesamtcholesterinhaushalt sehr positiv. Es kommt auf Dauer zu einem deutlichen Rückgang krankheitsfördernder Blutfettwerte sowie zu einem unterstützenden Abbau von gefährlichen Cholesterinablagerungen an den Gefäßinnenwänden. Dieser heilungsfördernde Prozess senkt erheblich das Risiko, im Herz- und Gehirnbereich vorzeitig an der typischen Gefäßsklerose zu erkranken.
Eine Ernährung mit einer Zusammensetzung der Fettsäuren, wie sie z.B. im Olivenöl 1. Pressung gegeben ist, beeinflusst auch den Zuckerstoffwechsel positiv. Das wertvolle Pflanzenöl aus der Olivenfrucht ist somit ein unterstützender Gefäßschutz und bei Neigung zu koronaren Herzerkrankungen, cerebralen und peripheren Durchblutungsstörungen sowie für Diabetiker eine äußert ideale und regenerierende Fett- und Energiequelle. Olivenöl aus 1. Pressung (Natives Olivenöl Extra) sollte in jedem Haushalt die Fettquelle Nr. 1 sein.

Weitere gesundheitsfördernde Pflanzenöle sind: Sonnenblumen- und Leinöl (nur gelegentlich je nach Empfinden verwenden) sowie Weizenkeimöl (siehe das vorangegangene Kapitel, S. 234 ff.). Weitere gute Lecithinquellen sind reife Avocados, Olivenöl aus 1. Pressung und flüssige Bierhefe.

IV
Die tägliche Zellernährung

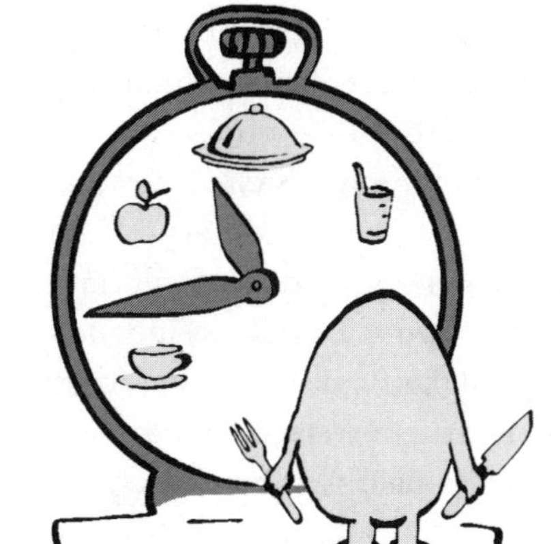

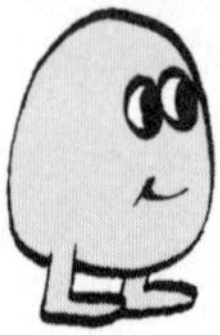

Das gesundheitsfördernde und wohlschmeckende Frühstück

Das gesunde und symbiosefreundliche Frühstück sollte fester Bestandteil der täglichen Ernährung sein und sich innerhalb einer wertvollen Nahrungsordnung bewegen. Gerade am Morgen legt man die Saat für einen guten Tag. Deshalb sollte man sich durch frühzeitiges Aufstehen und mit Freude um einen positiven Start bemühen.

Ein gesundes Frühstück

- liefert wertvolle Aufbau- und Vitalstoffe für Zellen, Gehirn, Nerven-, Immun- und Hormonsystem
- unterstützt die Entschlackung des Darms
- fördert die Stoffwechseltätigkeit, das biologische Gleichgewicht in den Körpersäften sowie die Regeneration des Verdauungssystems
- unterstützt die Ansiedlung positiver Mikroorganismen im Darm
- stärkt das darmspezifische Immunsystem

Wesentlich ist, dass die Hauptmahlzeiten nicht nach starren und fest eingefahrenen Gewohnheiten oder Prinzipien ablaufen, sondern vom Gefühl bestimmt werden. Dies gilt in besonderem Maße für das Frühstück, dem ein hoher Stellenwert zukommt.

Im Folgenden werden drei verschiedene, gesundheitsfördernde Frühstücksvarianten vorgestellt. Wer sich Gesundheit, Jugendlichkeit, Vitalität und Leistungsfähigkeit bis ins hohe Alter erhalten möchte, sollte sich täglich um ein wertvolles, gut verträgliches, wohlschmeckendes und vor allem symbiosefreundliches Frühstück bemühen.

1. Variante
Getreidefrühstück
Aus schonend gequollenem Vollwertreis, Hafer, Amaranth, Hirse oder Quinoa. Hafer sollte vor der Zubereitung mittelgrob geschrotet werden. Nur eine Getreideart verwenden! Dazu Apfelkompott (gelegentlich auch Birnenkompott) und/oder ein Glas der sehr wertvollen Mandel- oder Sesammilch. In das Frühstück gibt man noch ½ Esslöffel Min Aktiv (= natürliche Mineralstoffe, von Dr. Metz/Reformhaus) und 1 Messerspitze Zimtpulver.

2. Variante
Sauermilchfrühstück
Sauermilchjoghurt oder Quark in biologischer Qualität je nach Empfinden mit L(+)-Milchsäure aus Bioghurt-, Biogarde- und Sanoghurtkulturen bzw. mit den physiologischen Acidophilus- und Bifidusbakterien. Dazu Apfelkompott oder gut ausgereiftes, fein geschnittenes Obst und dunkle Früchte wie Heidelbeeren, Johannisbeeren oder Himbeeren und ½ Esslöffel Min Aktiv. In diese Frühstücksvariante kann man außerdem einen Teelöffel Eugalan Plus 3 geben. Dieses Heilmittel enthält physiologische Bakterien, die das Verdauungssystem unterstützend regenerieren.

3. Variante
Obstfrühstück
Besonders zur warmen Jahreszeit gelegentlich je nach Empfinden verschiedene gut ausgereifte Obstarten abgeschält und fein aufgeschnitten. Auf Wunsch mit den Beigaben aus Variante 2, Min Aktiv sowie den oben beschriebenen physiologischen Darmbakterien.

Hinweis zum Apfelkompott: Durch das Dünsten der Äpfel werden Pektine aus der Zellulose freigesetzt, die dann optimal im Darm wirken können.

Apfelkompott reinigt und entschlackt unterstützend auf sanfte Art das gesamte Verdauungssystem. Durch das im Apfel enthaltene Pektin unterstützt es dabei, Schlacken und Gifte im Darm zu binden. Zudem fördert es die Neuansiedlung lebenswichtiger Mikroorganismen sowie die Stabilität des Immunsystems.

Die Energie- und Farbschwingungen aus dem Obst können auch von einem geschwächten Verdauungssystem leichter freigesetzt, aufgenommen und im Organismus gespeichert werden. Bei einem mit Gärungs- und Fäulnisgiften überladenen Verdauungssystem sowie bei Entzündungen und einer degenerierten Darmschleimhaut ist deshalb auch schonend gedünstetes Obst als Nachspeise und Frühstücksbeigabe sehr heilungsfördernd und empfehlenswert. Gedünstetes, aber auch reifes Obst kann viele Störungen im Körper, Darm und Gehirn regenerieren.

Übersichts- und Ordnungstabelle zum Frühstück			
Frühstücksmöglichkeiten	Apfelkompott als regelmäßige Empfehlung	Pflanzenmilch (Mandel-, Sesam-, Haselnuss- oder Kürbiskernmilch)	Gelegentlich Birnen-, Pflaumen- oder Mischkompott
Hirse bzw. Vollwertreis	•	•	•
Hafer	•	•	•
Amaranth bzw. Quinoa	•	•	•
Biologische Sauermilch oder Dickmilch bzw. Bio-Quark mit L(+)-Mlchsäure	•		•
sehr reifes Obst der Saison		nach Empfinden mit Sauermilch	

Hinweis: Man verwende stets nur eine Getreideart für das Frühstück!!

Frühstücksbeigabe

Zu den verschiedenen Varianten können abwechselnd je nach persönlichem Bedarf folgende gesundheitsfördernde Nahrungsergänzungen und Verfeinerungen verwendet werden:
Mit frischen und fein gemahlenen Haselnüssen oder Kürbiskernen aus neuer Ernte (Herbst bis Frühjahr), mit ½ Esslöffel Min Aktiv (täglich) und mit ein wenig Zimt kann man das gesundheits- und symbiosefördernde Müsli verfeinern.
Ein weitere wertvolle Frühstücksbeigabe sind kleine Mengen von über Nacht eingeweichten ungeschwefelten Trockenfrüchten, z.B. 2 bis 3 Datteln, Pflaumen, Aprikosen oder Feigen. Ungeschwefelte Trockenfrüchte sind eine sehr hochwertige und gut auswertbare Zucker- und Energiequelle. Qualitativ gute Zuckerarten tragen sehr zur physiologischen Energie- und Wärmeregulierung im Organismus bei und liefern hochwertige Energiearten für das Gehirn.

Wertvolle Energiespender und Schlankmacher während des Tages

Häufig verspürt man vormittags oder auch nachmittags ein »Energietief«. Wie schnell bringt dann der Griff zu einem energiespendenden Snack vermeintliche Kraft! Allerdings ist hier Vorsicht geboten. Gewohnheitsmäßig und regelmäßig verzehrte, feste Zwischenmahlzeiten setzen im Verdauungsapparat einen Mechanismus in Gang, der einige Steuer- und Resorptionsprozesse stören kann. Jede feste Nahrungsaufnahme zwischen zwei Hauptmahlzeiten erfordert besondere Verdauungsarbeit. Der Magen bearbeitet die Nahrungsbestandteile der vorausgehenden Hauptmahlzeit präzise. Dies ist meist auch noch drei bis fünf Stunden nach der Nahrungsaufnahme der Fall.
Um die frisch angekommene Nahrung dem vorhandenen Nahrungsbrei anzupassen, kann der Magen nun mit überschie-

ßender Säure- und Fermentproduktion reagieren. Sobald er die Verdauung der eingenommenen Hauptmahlzeit abgeschlossen hat, gibt er den fertigen Nahrungsbrei zusammen mit der noch relativ unverdauten und unvorbereiteten Zwischenmahlzeit und der überschüssigen Säure weiter in den Zwölffingerdarm ab. Nach Durchlauf desselben kann es im Dünndarm – wenn feste Zwischenmahlzeiten regelmäßig eingenommen werden – aufgrund von ständig überschüssiger Säure und unvorbereiteten Nahrungsbestandteilen zu Reizungen auf der Darmoberfläche und folglich zu Resorptionsstörungen kommen. So können im Körper Mangelerscheinungen entstehen. Energietiefs werden sich dann vermehrt einstellen!

Eine optimale Lösung für das Verdauungssystem und den Organismus ist also letztlich eine Zwischenmahlzeit in flüssiger Darreichungsform. Sie gibt dem Körper rasch alle nötigen Vitalstoffe, ohne die geordnet ablaufende Verdauungsarbeit zu irritieren. Folgende, die präzise Steuerung des Organismus unterstützende Zwischengetränke sind zu bevorzugen:

- frisch entsaftete Gemüsesäfte (Karotten mit Sellerie und ½ bis 1 Apfel oder Karotten mit etwas Rote Bete und Apfel)
- milchsaure Gemüsesäfte, z.B. Karotten- oder Sauerkrautsaft bzw. milchsaure Mischsäfte
- Mandel-, Sesam-, Haselnuss- oder Kürbiskernmilch mit wenig Honig (z.B. Akazienhonig)
- frische grüne Kräutergetränke aus Löwenzahn-, Brennnessel- oder Spitzwegerichblättern
- Rote-Bete-Pulver (Reformhaus) mit einer frisch gepressten Zitrone oder Grapefruit. Dies ist ein hochwertiger und gesunder Energiespender, der sehr schnell seine vitalisierende Wirkung in den Muskel- und Gehirnzellen entfalten kann.
- Flüssige Bierhefe mit einer Zitrone oder Grapefruit und etwas dunklem Muttersaft wie Holunder-, schwarzer Johannisbeer- oder Heidelbeersaft. Achtung: Flüssige Bierhefe nur auf leeren Magen trinken!

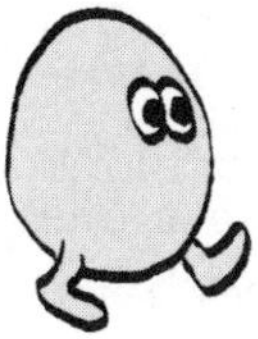

Das wertvolle Mittagessen zur Regeneration der Körper- und Gehirnzellen

Beim Mittagessen sollten der Wunsch und das tägliche Bemühen um eine hochwertige, verjüngende sowie symbiosefreundliche Ernährung im Vordergrund stehen.

1. Vor dem Essen einen Gesundheits-Cocktail

Etwa 15 bis 20 Minuten vor der Hauptmahlzeit empfiehlt es sich, ein kleines Glas eines der folgenden Gesundheitsgetränke zur milden Stimulierung der Verdauungsdrüsen sowie zur unterstützenden Zell- und Gehirnregeneration zu sich zu nehmen:

- frisch entsafteter Karottensaft (auf Wunsch mit einer Zehe Knoblauch) oder Karotten mit etwas Sellerie und Apfel bzw. Karotten mit etwas Rote Bete und Apfel
- milchsaurer Gemüsesaft (z.B. Sauerkrautsaft) oder milchsaurer Mischsaft
- grünes Kräutergetränk
- ein Glas stilles Heilwasser; Durst löscht man vor dem Essen, da sonst die Verdauungssäfte zu sehr verdünnt werden

2. Die wohlschmeckende Vorspeise

Als Vorspeise eignet sich ein kleiner harmonisch zusammengestellter Rohkostteller (grüne Blätter fein aufgeschnitten und Wurzelgemüse sehr fein aufgeraspelt), gut gekaut und eingespeichelt. Dieser sorgt durch seine basische Wirkung für das nötige biologische Gleichgewicht der Körpersäfte und regt durch seine sanften Bitterstoffe die Fermentproduktion an. Die Zubereitung wird bei Tisch individuell vorgenommen. Über den Rohkostsalat oder andere Speisen kann man feingemahlene Sesamsamen (z.B. Sesam, Fa. Lima), Kürbiskerne oder

Keimlinge (Mungobohnen-, Luzerne-, Linsen- oder Bockshornklee-Keimlinge) geben. Frische Keimlinge enthalten Zellkernfaktoren und unterstützen dadurch den Neuaufbau und die Regeneration der Körper- und Gehirnzellen. Sie enthalten eine hohe Anzahl lebensnotwendiger aktiver Enzyme, Aminosäuren, Vitamine, Mineralien und Spurenelemente. Diese sind für die ständige Regeneration und Gesunderhaltung der Körperzellen äußerst wichtig.
Auch frische grüne Kräuter, Wildkräuter und Gewürze (wie z.B. Petersilie, Schnittlauch, Basilikumblätter, Dill oder Löwenzahnblätter) sind sehr empfehlenswert und ernährungsphysiologisch wertvolle Geschenke der Natur. Sie werten die Speisen auf, wenn man sie täglich dem Rohkostteller, der Hauptmahlzeit und dem Abendessen beigibt. Die grünen Kräuter enthalten hochwertige Mikronähr- und Verjüngungsstoffe sowie sekundäre Pflanzenstoffe (siehe auch S. 72 f.) und stimulieren u.a. die Verdauungsdrüsen, fördern den Stoffwechsel und die Ausscheidung von Schlacken über die Nieren.
Ein weiteres, sehr wertvolles Gesundheits-, Schönheits- und Verjüngungsmittel ist natürliches Olivenöl 1. Pressung. »Natives Olivenöl Extra« ist ernährungsphysiologisch die ideale tägliche Fett- und Energiequelle für den menschlichen Organismus. Die Anteile an gesättigten, ungesättigten und mehrfach ungesättigten Fettsäuren sind im Olivenöl 1. Pressung in ausgezeichnetem Verhältnis vorhanden.
»Olivenöl Extra Vergine« zeigt eine deutliche Schutzfunktion für Leber und Galle, es stimuliert die Gallentätigkeit und fördert den Leberstoffwechsel. Olivenöl begünstigt die Vermehrung des gefäßfreundlichen HDL-Cholesterins im Blut, das mithilfe des Sonnenlichtes an der physiologischen Vitamin-D-Bildung im Organismus beteiligt ist, und enthält eine der besten Lecithinquellen für Zellen, Gehirn und Nervensystem.

3. Die vitalisierende Hauptmahlzeit

Zwischen der Vorspeise und dem Hauptgericht empfiehlt es sich, eine ca. 5-minütige Essenspause einzulegen. Die eigentliche Hauptmahlzeit sollte man individuell und abwechslungsreich nach folgenden Empfehlungen gestalten:

- Vollwertreis, Hafer, Amaranth, Hirse, Quinoa, in Kombination mit den verschiedensten Gemüsearten.
- Gemüsesuppe, Gemüseplatte, Kartoffeln, Süßkartoffeln oder Topinambur mit Gemüse, Getreide- oder Reissuppe mit Gemüse.
- Eintopf aus Hülsenfrüchten wie z.B. aus Kichererbsen, Linsen oder Bohnen mit leicht verdaulichen Gemüsearten (4- bis 5-mal wöchentlich). Bei Neigung zu Verdauungsstörungen sollte man die Hülsenfrüchte pürieren.
- Vollwertreis mit gedünstetem Obst ist sehr empfehlenswert.
- Gelegentlich eine spezielle Obstmahlzeit, jedoch nur aus reifen Früchten.
- Einmal wöchentlich ein Gericht aus Hartweizengrieß, z.B. original italienische Spaghetti ohne Eier, um das gesamte Verdauungssystem von abgelagerten Schlacken sanft und unterstützend zu reinigen. Zubereitung: Spaghetti mit Sauerrahmbutter oder »Nativem Olivenöl Extra«, frisch gepresstem Knoblauch, frischen grünen Kräutern, z.B. Basilikum, Petersilie oder Schnittlauch, wenig Bio-Tamari-Sojasoße und etwas frisch geriebenem Parmesankäse darüber gestreut.
- Auch der Vorspeisen-Rohkostteller mit einer kleinen Menge Bio-Naturkäse und etwas Knäcke oder abgelagertem Vollkornbrot aus fein gemahlenem Getreide, evtl. mit etwas Sauerrahmbutter, eignet sich besonders in der warmen Jahreszeit als erfrischende und vor allem gesunde Hauptmahlzeit zum Mittagessen.

Die verdauungsfördernden Hinweise im Kapitel »Verschiedene Dünstgemüsearten als wertvolle Ernährungsmedizin« (S. 142 ff.) sind zusätzlich eine wertvolle Hilfe.

4. Der leckere und heilungsfördernde Nachtisch

Empfehlenswerte Nachspeisen mit verdauungsfreundlicher, gesunder und darmregenerierender Wirkung:

- Schonend gedünstetes Kompott aus Äpfeln oder Birnen, Pflaumen, Aprikosen, Pfirsichen, oder gut ausgereiftes Obst. Zur ständigen unterstützenden Regeneration der Dünn- und Dickdarmflora kann man je nach Bedarf ½ bis 1 Teelöffel Eugalan-Plus-3 dazugeben.
- Bei Verträglichkeit etwas Bio-Quark mit Biogarde-, Bioghurt- oder Sanoghurtkulturen und gedünstetem Obst.
- Ausgereifte milde Ananas (fördert die Eiweißaufspaltung).
- Reife Papaya (fördert die Eiweiß- und Kohlenhydrataufspaltung).
- Zum Süßen verwendet man eingeweichte oder mitgedünstete ungeschwefelte Trockenfrüchte wie z.B. Datteln, Pflaumen oder Aprikosen.

Leicht süßliche Nachspeisen passen gut nach kohlenhydratreichen Mahlzeiten, während leicht säuerliche Nachspeisen nach eiweißreichen Mahlzeiten zu empfehlen sind. Obstnachspeisen (nur aus reifen Früchten) sollte man ca. 20 bis 30 Minuten nach einer Hauptmahlzeit einnehmen.

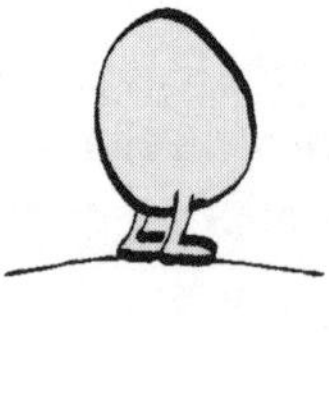

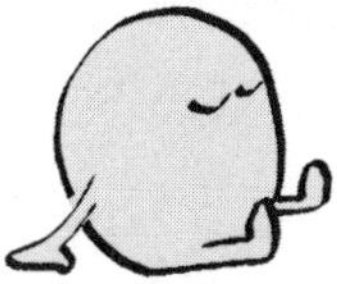

Das heilungsfördernde und bekömmliche Abendessen

Neben dem wertvollen Mittagessen ist gerade auch das Abendessen für die Zellregeneration und Gesundheit des Menschen wichtiger und entscheidender, als man vielleicht annimmt. Es spielt dabei eine wesentliche Rolle, ob der Organismus mit einer Nahrung belastet wird, die überwiegend Gärungs- und Fäulnisgifte hinterlässt, oder ob er von diesen krank machenden Stoffwechselgiften verschont bleibt.
Eine gute Regeneration der Körper- und Gehirnzellen während der Nacht kann nur stattfinden, wenn man zur Abendmahlzeit bekömmliche, wertvolle und leicht verdauliche Kost zu sich nimmt und dabei die für die Regeneration nötigen, qualitativ hochwertigen Stärke- und Gemüsearten – überwiegend in gedünsteter Form – bevorzugt. Außerdem fördert rechtzeitiges Zu-Bett-Gehen vor Mitternacht (ca. 21.30 Uhr, siehe auch Seite 85 ff.) die Regeneration der Körper- und Gehirnzellen entscheidend. Es ist ratsam, zur Abendmahlzeit kleinere Portionen zu essen und schwerer verdauliche Speisen wie Käse oder Rohkost nur in kleinsten Mengen und sehr gut gekaut zu verzehren (bei intensiver Verdauungsschwäche bis zur Ausheilung besser meiden).

1. Vor dem Essen

Ca. 15 bis 20 Minuten vor dem Abendessen je nach Bedarf ein Gesundheitsgetränk. Siehe hierzu Punkt 1 im Kapitel »Das wertvolle Mittagessen«, Seite 251.

2. Abendmahlzeit

Es wird empfohlen, besonders qualitativ gute und leicht auswertbare Gemüsespeisen in kleinen Mengen zu verzehren, wie:

- Kartoffeln oder Süßkartoffeln mit und ohne Gemüse.
- Gemüsesuppe, Getreide- oder Reissuppe mit etwas Gemüse.
- Gedünstete oder pürierte Gemüsespeisen.
- Blumenkohl mit etwas Gemüse als gut verwertbare Stärke- und Vitamin-K-Quelle.
- Vollwertreis, Hirse oder Buchweizen mit Gemüse.
- Getreide, wie z.B. Hafer oder Gerste (fein bis mittelgrob geschrotet), jedoch verdauungsfreundlich durch schonendes Quellen zubereitet, kombiniert mit Bio-Gemüse.
- Gelegentlich, bei guter Verdauungsleistung kleine Mengen von mildem biologischem Naturkäse oder fein geraspeltem Rohgemüse. Grüne Blattsalate in Maßen werden bei intensivem Kauen am Abend gut verdaut und ausgewertet.
- Einmal wöchentlich ein heilungsförderndes Gericht aus Hartweizengrieß, wie z.B. italienische Spaghetti (siehe »Das wertvolle Mittagessen«, Seite 251).
- Als Brot steht salzarmes Knäckebrot und in kleinen Mengen abgelagertes, fein- bis mittelgrobes, salzarmes Vollkornbrot zur Verfügung.
- Natürliche Enzyme zur Abendmahlzeit unterstützen Aufspaltung, Resorption und Auswertung der einzelnen Vital- und Aufbaustoffe, fördern die Regeneration der Körper- und Gehirnzellen und bremsen unterstützend den vorzeitigen Alterungsprozess.

3. Getränke

Als empfehlenswerte Getränke stehen Heilkräutertees, Heil- und Quellwasser ohne Kohlensäure sowie bei sehr guter Leberfunktion kleinste Mengen Bier oder ⅛ Liter qualitativ sehr guter Rot- oder Weißwein zur Auswahl. Den Durst löscht man vor den Mahlzeiten, während man beim Essen nur sehr wenig trinkt.

Weitere Hinweise: Hochwertige Kohlenhydrate am Abend unterstützen die nächtliche Regeneration und Energieaufladung der Körper- und Gehirnzellen.

Um Zähne, Zahnfleisch und Mundschleimhaut vor übermäßigem Bakterienbefall durch Nahrungsreste zu schützen, sollte man Zähne und Zahnfleisch nach jeder Mahlzeit sanft reinigen und gründlich spülen. Dies gilt besonders nach süßen und kohlenhydratreichen Mahlzeiten. Es empfiehlt sich, alle 4 bis 6 Wochen aus hygienischen und gesundheitlichen Gründen die Zahnbürste zu wechseln.

Der sanfte Weg zu einem gesunden Darm

Eine möglichst natürliche und symbiosefreundliche Ernährung – wie in diesem Buch beschrieben –, nach den Gesetzen der Ordnung und Harmonie im Verdauungssystem, ist eine der wichtigsten Voraussetzungen für das Gedeihen gesundheitsfördernder Mikroorganismen im Darm. Angesichts ihrer hochkomplizierten Schalt-, Steuer- und Koordinationsaufgaben lassen sie sich mit den Mikroelektronik-Elementen eines Hochleistungscomputers vergleichen. Jedoch ist ihre Leistung und Stellung im Leben wesentlich präziser und wichtiger.

Unser Darm ist mit mehr Mikroorganismen besiedelt, als der Körper Zellen hat. Es sind etwa 500 verschiedene Arten, die sich zu vielen Billionen an den inneren Schleimhäuten des Darms ansiedeln. Die Gesamtheit dieser Mikroorganismen wird als »Darmflora« bezeichnet. Sie existieren mithilfe der natürlichen Ernährung, die wir aufnehmen, und sie leben mit uns und wir mit ihnen in einer Symbiose. Dafür leisten sie uns gute Dienste:

- Erst durch Enzyme und Darmbakterien werden viele Nahrungsteile präzise aufgeschlossen und für den menschlichen Körper verwertbar gemacht.
- Sie können auf biochemischem Weg einige lebenswichtige Vitamine, wie z.B. Vitamin K und B12 bilden.
- Sie errichten an der Darmwand eine Art Abwehrfront gegen Viren, Bakterien oder Pilze und verhindern, dass es zu Infektionen kommt.
- Acidophilus- und Bifidusbakterien sind wesentliche Arten, die der Mensch auch von außen zur Regeneration der Darmflora in gewissen Zeitabständen immer wieder zuführen sollte. Apotheken und Reformhäuser führen diesbezügliche Nahrungsergänzungen.

- Durch das Zusammenwirken von Darmbakterien und Immunzellen erhält unser Abwehrsystem ständig neue Informationen und Impulse.

Das ist nur möglich, wenn die Mikroorganismen im Darm in einem ausgewogenen Verhältnis zueinander stehen und verhindert wird, dass sich schädliche Bakterien anstelle der nützlichen ausbreiten. Denaturierte Nahrungs- und Genussmittel würden diesen Prozess maßgeblich unterstützen. Die Reinheit und das Gleichgewicht in den Körperflüssigkeiten sowie ein optimaler Nährboden (Darmschleimhaut) zum Gedeihen der lebenswichtigen Mikroorganismen sind eine wertvolle Hilfe, um dieses lohnende Lebensziel mit Freude zu erreichen und zu bewahren.

Wenn der Mensch im Bereich der Ernährung und des persönlichen Verhaltens im Einklang mit den Natur- und Lebensgesetzen lebt, unterstützt er entscheidend den Gesundheits- und Entwicklungsprozess des gesamten Zellenstaates.

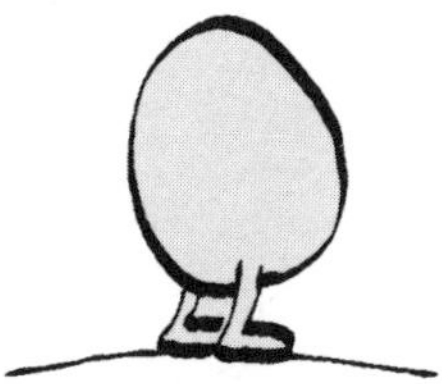

Nachwort

Der neue Zeitgeist drängt den Menschen, mehr Selbstverantwortung im Bereich seiner seelischen und körperlichen Gesundheit zu übernehmen. Diese Herausforderung wird eine wesentliche Aufgabe in der Zukunft werden.

Seelische und gesundheitliche Entwicklung heißt das Zauberwort. Es ist das Geheimnis und der Schlüssel zu einem vitalen und erfüllten Leben. Die Einbeziehung der Natur- und Lebensgesetze sind dabei eine wesentliche Hilfe. Denn jedes Verhalten und jede Entscheidung hat nach diesen kosmischen Prinzipien auch einen Einfluss auf die hochsensiblen Funktions- und Steuerprozesse in den Körper- und Gehirnzellen. Seelenmedizin und Pflanzenheilkunde (hochwertige Ernährung) ist daher die ideale Kombination, damit der Mensch die zwischenmenschlichen und gesundheitlichen Herausforderungen im neuen Zeitgeist erfolgreich meistern kann.

Die neuen Zusammenhänge der seelischen Zellbiologie verbreiten Optimismus und Zuversicht. Denn Gesundheit beginnt in der Seele, und es ist wunderbar, zu erkennen, wie das Verhalten eines Menschen auch seine zellinternen Funktionsprozesse beeinflussen kann.

Dieses Denken und Forschen wird künftig für jeden Einzelnen, auch im therapeutischen Zusammenhang, zur Selbstverständlichkeit werden und sich zum Segen für viele Menschen auswirken. Denn all die Zusammenhänge und Erkenntnisse weisen uns den Weg zu einem enormen Entwicklungsprozess auf geistig-seelische und gesundheitliche Weise.

Bildung ist der Pass für unsere Zukunft und das Morgen gehört denjenigen, die sich heute darauf vorbereiten. Energievermehrung in den Körper- und Gehirnzellen bleibt das große Lebensziel.

Am effektivsten erreichen wir dies durch ständige persönliche Entwicklung und mithilfe einer hochwertigen Zellernährung.

Denn Energievermehrung fördert alle Lebens- und Gesundheitsprozesse. Den Schlüssel dazu habe ich Ihnen mit dem Inhalt dieses Buches übergeben.
Ich lade Sie ein, Ihr Wissen in die Tat umzusetzen und jeden Tag aufs Neue Ihre Erfahrungen mit der Seelenheilkunde und der Faszination Zellernährung zu machen. Es wird sich lohnen!

Ihr
Christian Wilhelm Echter

Dank

Mein besonderer Dank gilt dem Leben selbst. Es hat mich immer in wunderbarer Weise überall dort hingeführt, um das zu lernen, was ich für meine Entwicklung benötigte.
Das Leben lehrte mich meine Talente, Fähigkeiten und Lebensaufgabe zu entdecken. Diese klare Führung in mir wahrzunehmen und zu erkennen, lässt täglich ein wunderbares Gefühl der Dankbarkeit an Gott und seine Lebensprinzipien aufsteigen.
Dass ich den Weg des neuen Zeitgeistes gehen darf und interessierten Menschen weitervermitteln kann, ist eine große Freude für mich.
Für die Zwischenkorrekturen dieses Buches waren viele fleißige Personen bereit, zu helfen. Es ist mir ein Bedürfnis, ihnen allen von Herzen zu danken.
Mein besonderer Dank gilt Birgit Eisemann. Sie hat mich während der gesamten Entstehungszeit des vorliegenden Buches in kompetenter und engagierter Weise tatkräftig unterstützt. Ihr Einsatz und ihre Begeisterung für den Weg des neuen Zeitgeistes haben mich sehr beeindruckt.
Zu guter Letzt möchte ich noch meiner Lektorin Ulrike Reverey danken. Die stets verständnisvolle und herzliche Zusammenarbeit mit ihr war für mich sehr angenehm.
Erst in der Synthese einer harmonischen Zusammenarbeit kann ein gutes Buch zum Wohle aller Leser entstehen. Diese Harmonie habe ich in jeder Phase des Schreibens gespürt und dafür bin ich allen beteiligten Personen sehr dankbar.

Christian Wilhelm Echter

Literatur

J.E. Berendt: Höre, so wird deine Seele leben. Bauer Verlag, Freiburg 1999

Die Bibel. Einheitsübersetzung, Altes und Neues Testament. Herder Verlag, Freiburg

A. Bircher: Sie wussten nicht, warum sie krank wurden. Sonderdruck 2003, Reform-Rundschau, Verlag Höpping und Schwabe, Friedrichsdorf

M. Bircher-Benner: Ordnungsgesetze des Lebens, Bircher-Benner-Verlag, Friedrichsdorf 1999

Borris/Lippert: Pflanzenphysiologie. Gustav-Fischer-Verlag, Stuttgart 1985

»DHEA – Wunderdroge gegen das Altern«. In: Ärztezeitung 30 u. 124/1997

Echter, C.W.: Neue Wege zur Gesundheit. Verlag ganzheitliche Gesundheit, Augsburg 1996

Ernährungsbericht 1996. Deutsche Gesellschaft für Ernährung (DGE) e.V., Frankfurt a.M.

A. Faller: Der Körper des Menschen. Thieme Verlag, Stuttgart 1999

H. Gerhard: Saftfasten. Hippokrates Verlag, Stuttgart o. J.

Gefühle und Gesundheit. Studie mit Dr. Jordan, Goethe-Universität, Apotheken-Umschau 5/2004

T. Hoffmann: »Schlafen im Einklang mit der Natur«. In: Zeitschrift Co-med, 01-04

G.G. Jampolsky: Lieben heißt, die Angst verlieren. Goldmann Verlag, München 1999

S. Johnson: Das Glücksprinzip. Ariston Verlag, München 2002

C. Leitzmann/B. Watzl: Bioaktive Substanzen in Lebensmitteln. Hippokrates Verlag, Stuttgart 1999

Liebe und Gesundheit. Studie an der Yale-Universität, Apotheken-Umschau 5/2004

K. Metz-Müller: Bierhefe in der Therapie. Sonderdruck 2003
I. Münzing-Ruf: Kursbuch gesunde Ernährung, Heyne Verlag, München 2000
K. Oberbeil/C. Lentz: Obst und Gemüse als Medizin. Südwest-Verlag, München 2002
M. Pahlow: Das große Buch der Heilpflanzen. Verlag Gräfe und Unzer, München 1996
W. Pschyrembel: Klinisches Wörterbuch, Verlag de Gruyter, Berlin 2002
R. Reiter/J. Robinson: Melatonin. Droemer Knaur-Verlag, München 1996
»Schlafmangel beschleunigt den Altersprozess«. In: Ärztezeitung, Quelle: Reform-Rundschau 7/2000
K.O. Schmidt: Seneca, der Lebensmeister. Drei-Eichen-Verlag, Hammelburg 2001
F. Senser/H. Scherz/E. Kirchhoff: Der kleine »Souci-Fachmann-Kraut«. Lebensmitteltabelle für die Praxis. Wissenschaftliche Verlagsgesellschaft, Stuttgart 2003
Souci/Fachmann/Kraut: Nährwerttabelle 1986/87. Wissensch. Verlagsgesellschaft, Stuttgart
A. Waerland: Vermehre die freie Sauerstoffzufuhr. Monatsheft 11/2003

Kontakt

Christian Wilhelm Echter bietet Vorträge und Seminare zu folgenden Themen an:

- Seelenheilkunde
- Ernährungsmedizin und Zellverjüngung
- Psychosomatik
- Die neue Frauenheilkunde aus seelischer und ernährungsmedizinischer Sicht
- Beziehungen heilen, Konfliktmanagement
- Philosophie
- Energiemanagement

Bei Interesse wenden Sie sich bitte an das

Institut für Gesundheitsbildung
D – 86167 Augsburg
Fax: 0049 (0)821 – 349 51 51
e-mail: info@gesundheitsbildung.de
Internet: www.gesundheitsbildung.de

Gerne senden wir Ihnen unsere neuesten Seminarinformationen zu.

Register